Kleine Terminologie
Medizin

Kleine Terminologie
Medizin

Herausgegeben vom
Verlag
Urban & Schwarzenberg

Sonderdruck
aus dem
ROCHE LEXIKON MEDIZIN

Urban & Schwarzenberg
München Wien Baltimore

Anschrift der Redaktion:

Lexikon-Redaktion des Verlages
Urban & Schwarzenberg
Postfach 20 24 40, 8000 München 2

Umschlaggestaltung von Dieter Vollendorf, München

CIP-Titelaufnahme der Deutschen Bibliothek

Kleine Terminologie Medizin : Sonderdruck aus dem Roche-Lexikon Medizin. – München ; Wien ; Baltimore : Urban und Schwarzenberg, 1990
 ISBN 3-541-13099-7

Alle Rechte, auch die des Nachdruckes, der Wiedergabe in jeder Form und der Übersetzung, behalten sich Urheber und Verleger vor. Es ist ohne schriftliche Genehmigung des Verlages nicht erlaubt, das Buch oder Teile daraus auf photomechanischem Weg (Photokopie, Mikrokopie) zu vervielfältigen oder unter Verwendung elektronischer bzw. mechanischer Systeme zu speichern, systematisch auszuwerten oder zu verbreiten (mit Ausnahme der in den §§ 53, 54 URG ausdrücklich genannten Sonderfälle).

Gesamtherstellung: Ludwig Auer GmbH, Donauwörth
Printed in Germany
© Urban & Schwarzenberg 1990
ISBN 3–541-13099–7

Vorwort

Zahlreiche Nachfragen zufriedener Benutzer ermutigen uns, den kompakten terminologischen Teil im Anhang des ROCHE LEXIKON MEDIZIN in handlicher Form herauszubringen.
Das Taschenformat hat sich beim »Kleinen Wörterbuch Medizin englisch–deutsch« bereits bewährt. Es ermöglicht den »ambulanten« Einsatz der »Kleinen Terminologie Medizin« auch dort, wo das Roche Lexikon gerade nicht greifbar ist.

Kurz und kompetent finden Sie hier:
- Allgemeine Schreibregeln, Phonetik, Silbentrennung, Grammatik und Wortbildung
- Schema der lateinischen Deklinationen
- Ordnungszahlen (Ordinalia)
- Lateinische Grundzahlen von 1–2000
- Zahladverbien und Vervielfältigungszahlen
- Griechische Grundzahlen von 1–10
- Griechisches Alphabet
- Aus dem Griechischen und Lateinischen abgeleitete Wortstämme, Präfixe, Suffixe.

Verlag und Redaktion des ROCHE LEXIKON MEDIZIN sind sicher, mit dieser Einzelveröffentlichung der Terminologie dem Nutzer beim Umgang mit der medizinischen Fachsprache eine echte Hilfe zu geben.

Für Kritiken und Hinweise sind wir dankbar:
Dr. Norbert Boss
Redaktion ROCHE LEXIKON MEDIZIN
c/o VERLAG URBAN & SCHWARZENBERG
Postfach 20 24 40
8000 München 2

Allgemeine Schreibregeln, Phonetik, Silbentrennung, Grammatik und Wortbildung

Die aus v. a. lateinischen u. griechischen, aber auch aus arabischen und anderen orientalischen sowie neusprachl. Wörtern u. Wortstämmen gebildeten Termini u. die anatom. Nomina werden **lateinisch geschrieben.** Das klass. Alphabet ist hierfür erweitert durch die Buchstaben **j** (für den als i geschriebenen Doppellaut »ij«, z. B. in major, jejunum), **k** und **z** (für das griech. Kappa u. Zeta[1] u. das z neuzeitl. Sprachen [verwendet z. B. in keratoma, azygos, azotaemia]), **y** und **w** (z. B. ypsiloniformis, **Wu**chereria); t steht für Tau, **th** für Theta, rh für anlautendes, rrh für zw. 2 Vokalen gelegenes Rho. Der **Anfangsbuchstabe** des Terminus wird in der Regel im klin. Gebrauch groß geschrieben (im allgemeinen – wenn auch nicht einheitlich – auch der der anatom. Nomina), der der zugehör. Attribute klein (in der vorliegenden Abhandlung bei der Besprechung der Grammatik Kleinschreibung). **Aussprache:** c^1 wird wie **k** ausgesprochen, wenn vor den »dunklen« Vokalen a, o, u, au oder einem Konsonanten stehend (z. B. in carpus, corpus, cuneus, cauda, crista), dagegen wie z^1, wenn darauf die »hellen« Vokale e, i, y,

---

[1] K- und Z-Schreibung entsprechend den Ausspracheregeln für das latein. c (s. oben, Abschnitt Aussprache). In gleicher Weise (nach denselben Grundsätzen) k und z für das latein. c auch bei Übernahme der Termini in die deutsche Sprache möglich u. verbreitet.

Allgemeine Schreibregeln

ae[2], oe folgen (z. B. in c**entrum**, c**isterna**, c**ylindroma**, c**aecum**, c**oeloma**); **-tia, -tio** u. **-tium** werden wie **zia, zio** u. **zium** ausgesprochen (z. B. in distan**tia**, praesenta**tio**, parodon**tium**), **v** wie **w** (z. B. in **v**ena, **v**as, **v**igilantia).
Die **Betonung** der lateinischen u. griechischen Fachwörter (im vorliegenden Lexikon einheitlich, d. h. auch für Längen durch einen Punkt unter dem Vokal bzw. zwischen dem Doppellaut-Vokal angegeben) richtet sich nach der Qualität der vorletzten Silbe und liegt bei mehrsilbigen Wörtern nie auf der letzten. **Zweisilbige** Wörter werden meist auf der 1. Silbe betont (z. B. ramus, nervus, limen). Für **drei- u. mehrsilbige** Wörter gilt: Die Betonung geht maximal auf die drittletzte Silbe zurück. Lange vorletzte Silben (mit natürlich oder durch die Position[3] langem Vokal) werden betont (z. B. lentigo, peritoneum/ lemniscus, erector, adnexus). Bei kurzer vorletzter Silbe stets Betonung der drittletzten (d. h. bei einer auf einen Vokal auslautenden 2. Silbe, der eine mit Vokal anlautende letzte folgt, z. B. in aur**eu**s, nicht jedoch bei natürlich langem auslautendem Vokal, z. B. einem aus einem Diphthong abgeleiteten wie in peritoneum; ferner bei der in der Fußnote[3] über Positionslänge gegebenen Situation am Ende der vorletzten Silbe).
Die **Silbentrennung** unterscheidet sich vom Deutschen dadurch, daß **st** z. T. getrennt wird. Eine Trennung zwischen Verschluß- u. Fließlauten (s. Fußnote[3]) erfolgt nur dann, wenn sie an der Verbindungsstelle (Wortfuge) eines Kompositums notwendig wird (z. B. in ab-latio,

---

[2] Gemäß den neuesten Regeln der IANC (der Internationalen Kommission für die anatom. Nomenklatur) durch e zu ersetzen; so z. B. **e**sophagus statt **oe**sophagus, glut**e**us statt glut**ae**us.

Allgemeine Schreibregeln

ab-rasio). Ein solitärer Konsonant zwischen 2 Vokalen gehört ebenso wie der letzte von mehreren zwischen 2 Vokalen stehenden bei Trennung zur nachfolgenden Silbe (aber auch hier gilt, daß Verschluß- u. nachfolgender Fließlaut [s. [3]] nicht getrennt werden, z. B. pe-trificus).
Wortbildung. Der – im Gegensatz zum Substantivattribut stets mit großem Anfangsbuchstaben geschriebene – **Terminus** ist eine meist zwei- oder mehrgliedrige Zusammensetzung oder eine durch Voransetzung eines, evtl. auch mehrerer Präfixe[4] u./oder durch Anhängen eines Suffixes[5] gebildete Ableitung (in der Klinik bevorzugt griech. Wörter). Er stellt eine keinem Bedeutungswandel unterliegende, unumkehrbare, neue begriffl. Einheit dar. Die Zusammensetzung (**Kompositum;** bei Benutzung von Wortstämmen aus zwei oder mehr Sprachen = **Hybrid**) besteht aus dem vorangesetzten, untergeordneten, einem

---

[3] Positionslänge liegt vor, wenn auf einen – selbst evtl. kurzen – Vokal 2 oder mehr Konsonanten oder ein x folgen. Keine Positionslänge ist gegeben, wenn die bd. oder die letzten Konsonanten ein Verschlußlaut mit nachfolgendem Fließlaut sind, also auf ein **b, p, d, t, g, k, c, q, ph, th** ein **r** oder **l** folgt, z. B. in quadru**pl**ex (= vierfach), Gona**gr**a (= Gichtbeschwerden im Knie).

[4] **Präfixe:** Vorsilben bzw. Vorsatzwörter: meist Präpositionen, Adverbien u. unselbständ. Verhältniswörter: als qualitativ, zeitlich, räumlich abgrenzender Wortteil (i. S. eines Bestimmungswortes), s. a. Zusammenstellung im Anhang.

[5] **Suffixe:** Nachsilben bzw. Anhängewörter, z. B. Intensivierungs- oder Diminutiv-Endungen oder – Aussehen, Gestalt, Art, Zugehörigkeit definierende – Adjektiva bzw. Substantiva (Adjektiv- oder Substantivsuffixe); oft i. S. eines Grundwortes, s. a. Zusammenstellung im Anhang.

Allgemeine Schreibregeln

Attribut, Objekt oder anderen Satzteil entsprechenden **Bestimmungswort** (ein Nennwort oder unflektierbare Partikel wie Konjunktionen, Adverbien, Präpositionen; bedeutungdeterminierend, possessiv, merkmalbeschreibend) u. dem nachfolgenden, übergeordneten **Grundwort** (Substantiv, Adjektiv, Partizip), das die Wortart, den Numerus u. Kasus bestimmt. Die Verbindung der Wortteile erfolgt durch **Bindevokale** (allgemein durch i bei lateinischen, durch o bei griechischen Komposita bzw. griechisch-lateinischen Hybriden [z. B. ossificans/laparotomia/venotomia]) oder – zw. Vokalen – durch s als Fugen- oder **Gleitlaut** bzw. durch **Assimilation** (d. h. Angleichung des auslaufenden Konsonanten einer Präposition an den anlautenden des Grundwortes; z. B. bei **ad** zu af-, ag-, al-, ar-, as-; bei **ex** zu ef-; bei **in** zu im-; bei **sub** zu suf-; bei **syn** zu sym-). Gelegentlich – in den **Kopulativa** – sind die Teile einer Zusammensetzung gleichrangig. – Ergänzt werden diese Begriffe durch – mit Ausnahme von Eigennamen stets mit kleinen Anfangsbuchstaben geschriebene – Attribute (Beiwörter); das sind Adjektiva, Genitive von Substantiven, an Präpositionen gebundene Substantiva, im Kasus des Hauptbegriffes stehende (= **Apposition**) oder – selten – im Ablativ gebrauchte, evtl. durch Adj. oder Präpositionen ergänzte Substantiva, mit deren Hilfe Gegensatzpaare abgegrenzt, Zustände angegeben, Art, Sitz, Ausdehnung, Qualität, Besonderheiten, physiologische, biochemische etc. Gesichtspunkte eines Geschehens präzisiert werden (z. B. Ulcus *pepticum* = mit *Verdauungswirkung* zusammenhängendes Geschwür; Arteria *gastrica* = Magenschlagader; Ulcus *ventriculi* = *Magen*geschwür; Ulcus *ad pylorum* = *pylorusnahes* Geschwür; Musculus *sphincter* = *Schließ*muskel; Partus *conduplicato corpore* = Geburt mit gedoppeltem = ta-

Allgemeine Schreibregeln

schenmesserartig zusammengeklapptem Körper). Das Attribut wird evtl. durch Anhängen eines weiteren oder mehrerer Attribute in seiner Bedeutung eingeengt, z. B. Arteria gastrica *sinistra = li.* Magenschlagader; Luxatio pedis *sub talo* = Verrenkung des Fußes mit *Skelettverschiebung unter dem Sprungbein).*

Die im **Terminus benutzten Nennwörter** (Substantiva, Adjektiva, Pronomina, z. T. auch die Numeralia) u. Partizipien werden entsprechend den grammat. Notwendigkeiten dekliniert. Nominativ, Genitiv, Dativ u. Akkusativ werden entsprechend dem Deutschen gebraucht, der Ablativ dient der Bezeichnung von Trennungen oder eines Mittels, Gebrauchs bzw. der Zeit. Nach dem Stammauslaut als Kennlaut werden die Substantiva in 5 Deklinationsgruppen eingeordnet, in die a-, o-, i-, u- und e-Deklination (1.–5. Deklination; die 3. ist unterteilt; umfaßt neben i-Stämmen konsonant. Stämme). Kasus, Numerus u. Genus sind durch charakterist. Endungen definiert. Artikel gibt es keine. Manche Substantiva kommen nur in der Mehrzahl vor (Pluralia tantum; z. B. fauces, nares, viscera; ursprünglich auch renes [= Nieren], phrenes [= Zwerchfell]). Allgemein gilt für alle Deklinationen: Dativ- u. Ablativ-Form des Plurals sind gleich, ebenso Nominativ und Akkusativ der Neutra im Singular u. Plural. Nach der **1. Deklination** werden dekliniert Substantiva mit der Endung **-a,-ia** (dem grammat. Geschlecht nach Feminina; z. B. lamina, stria), ferner Adjektiva u. Partizipien mit der Endung **-a** (z. B. libera, nigra, apperta); außerdem die Wörter griech. Ursprungs auf **-e** und **-as** (Feminina; z. B. acne, nome, menarche/ psoas) u. auf **-es** (Maskulina; z. B. ascites, diabetes; Endungsabweichungen s. Deklinationstabelle). Nach der **2. Deklination** dekliniert man Wörter auf **-us** u. **-er** (allge-

Allgemeine Schreibregeln

mein latein. Maskulina, z. B. musculus/puer, faber [Ausnahmen: Feminina sind diameter sowie Derivate des Femininums humus = Erde, z. B. bolus = Ton]). Diesem Schema folgen ferner Adjektiva u. Partizipien mit den Endungen -us und -um u. Adjektiva auf -er; letztere kommen – wie die gleich auslautenden Substantiva – mit u. ohne e-Schwund vor (z. B. ruber, rubri ... bzw. asper, asperi ...). Schließlich werden danach dekliniert Substantiva (Neutra), Adjektiva (Positiv, Superlativ) u. Perfekt-Partizipien auf **-us, -ium,** griech. Lehnwörter (u. Eigennamen) auf **-os** u. **-eus** (allgem. Maskulina; z. B. colpos [oder kolpos], epistropheus [jetzt axis]) u. **-on** (Neutra, z. B. colon, olecranon, epiploon; Abweichungen d. Endung s. Tabelle).

In der **3. (gemischten) Deklination** werden unterschieden die konsonantische sowie die reine u. gemischte i-Form, charakterisiert durch die Endungen **-e, -a, -um** bzw. **-i, -ia, -ium** (in der Mischform **-e, -ia, -um;** mit Akkusativ auf **-im** oder **-em**) in den Fällen Ablativ Singular, Nominativ Plural (der Neutra) u. Genitiv Plural. Bei den nach der **konsonantischen Form** deklinierten Wörtern endet der Wortstamm mit Konsonanten; der Nominativ Singular hat oft keine Endung, evtl. nur ein s an den Stamm angehängt. Die **maskulinen** Substantiva enden auf **-en** (-enis[6] oder -inis; z. B. lien, ren/pecten, **-er** (-[e]ris; z. B. vomer; venter), **-or** (-oris; z. B. dilatator, liquor), **-ex** (-icis; z. B. cortex, apex, obex); ferner gehören hierzu dens, mons, pons, lapis und griech. Lehnwörter mit Endung **-as** (-antis; z. B. atlas), **-ax** (-acis; z. B. thorax), **-en** (-enis; z. B. splen, lichen), **-er** (-eris; z. B. ureter, sphincter, cremaster,

---

[6] In runder Klammer stets angegeben die Genitiv-Endung.

Allgemeine Schreibregeln

gaster), **-es** (-etis; z. B. herpes), **-ps** (-pis; z. B. cyclop, hydrops, forceps), **-yx** (-ycis; z. B. calyx). **Feminina** dieser Deklination enden auf **-o** (-inis; z. B. origo, imago), **-io** (-ionis; z. B. formatio, inscriptio) oder mit einem **s** (-tis oder -is; z. B. frons, pars, lens) oder aber mit **-as** (-atis; z. B. tuberositas), **-es** (-etis oder -itis; z. B. paries), **-is** (-idis; z. B. hydatis, pyramis, carotis, glottis), **-us** (-udis; z. B. incus) sowie auf **-x, -ix, -yx** (-icis oder -ygis; z. B. fornix, cervix, helix/coccyx). Hierher gehören auch die Komposita bzw. mit den Suffixen (Endungen) **-itis** und **-osis** versehenen Wörter sowie aus dem Griechischen stammende Wörter mit Endung **-is** (-ios oder -eos; z. B. epi- u. hypophysis, aponeurosis).

Neutra dieser Form enden auf **-men** (-minis; z. B. abdomen, culmen, foramen), **-ur** (-uris; z. B. femur), **-us** (-eris/-oris/-uris; z. B. glomus; pectus corpus; crus), **-ut** (-itis; z. B. caput, occiput) oder mit den Konsonanten **c, r** oder **s** (z. B. lac, lactis/cor, cordis/vas, vasis). Hinzu kommen griech. Lehnwörter mit Endung **-as** (-atis; z. B. pancreas), **-a** (-atis; z. B. systema), **-oma** (-omatis; z. B. carcinoma, sarcoma). – Außerdem dekliniert man hiernach die **Komparative der Adjektiva,** einige wenige Positive von Adjektiva (z. B. pauper) u. einige aus oriental. Sprachen stammende Begriffe wie Alcohol, Elixir.

Die reine **i-Form der 3. Deklination** wird angewendet bei zweisilb. femininen, im Nominativ u. Genitiv gleich langen Substantiven, die auf **-is** (-is) enden (z. B. febris, turris), ferner zur Deklination des **Positivs der Adjektiva** (hier Akkusativendung -em) u. für die Neutra mit Endung auf **-e, -al, -ar** (z. B. declive/animal/hepar, calcar). Die **Mischform d. 3. Deklination** (Endungstyp -e, -ia, -ium) wird für zweisilbige, im Nominativ u. Genitiv Singular

Allgemeine Schreibregeln

gleich lange Wörter mit der Endung **-es** (-is) oder **-is** (-is) u. Akkusativ-Bildung auf **-em** verwendet.

Nach der **4. Deklination** werden gebeugt die Wörter mit Endung **-us** (-us; durchweg Maskulina [Ausnahme das Femininum manus], z. B. visus, aditus) u. die Neutra auf Endung **-u** (-us; z. B. genu).

Der **5. Deklination** werden die – fast ausschließlich femininen – Wörter mit Endung **-ies** (-iei) zugeordnet (Maskulina sind dies [= Tag] u. meridies [Mittag]).

Über das **Geschlecht** der terminologisch genutzten Substantiva geben – soweit es nicht das natürl. Geschlecht ist – die bei der Besprechung der Deklination gemachten Ausführungen Auskunft (s. die typ. Endungen).

Die durchweg nachgestellten **Adjektiva** werden als Attribute verwendet, in der substantivierten Form aber auch als Jargon-Termini (z. B. Mukosa). Geschlecht, Fall u. Zahl entsprechen dem zugehör. Substantiv. Je nach Endung werden sie nach der 1. u. 2. (Endung auf -us und -er = maskulin, auf -a feminin, auf -um sächlich) sowie nach der i-Form der 3. Deklination gebeugt. In letzterer gibt es Formen mit 1 oder 2 Endungen (z. B. fugax, biceps, celer/brevis–breve; mitis–mite). Die **Komparative** – mit den dem Wortstamm angehängten Endungen -ior (maskulin u. feminin) und -ius (Neutrum) – werden nach der konsonantischen Form der 3. Deklination gebeugt; die Ablativ-Endung lautet auf -e (nur nachklassisch evtl. auf -i). Der **Superlativ** ist gekennzeichnet durch die Endungen -issimus, -a, -um/-illimus, -a, -um/-errimus, -a, -um. Die Beugung erfolgt nach d. 1./2. Deklination. Unregelmäßig. Bildungen (Positiv u. Superlativ nachfolgend nur in der männl. Form zitiert): magnus – major, majus – maximus/parvus – minor, minus – minimus/bonus – melior, melius – optimus/malus – peior, peius – pessi-

Allgemeine Schreibregeln

mus; ferner ohne Positiv-Form inferior, inferius – infimus bzw. imus/exterior, exterius – extremus/ulterior, ulterius – ultimus/posterior, posterius – postremus/anterior, anterius/proprior, proprius – proximus.

Die **Partizipien** haben je nach Konjugation in der Präsensform die Endungen -ans, -ens, -iens (-antis, -entis, -ientis) u. werden nach der gemischten i-Form der 3. Deklination gebeugt. Die Ablativ-Endung lautet auf -e bei Anwendung als Partizip im eigentl. Sinne, auf -i dagegen bei adjektivischer Anwendung. Die Perfekt-Formen (Endung -atus, -etus, -itus im Maskulinum) werden nach der 1. bzw. 2. Deklination gebeugt.

Zahlwörter (Numeralia) werden nur z. T. gebeugt, z. B. unus, -a, -um (eins, einer [unius/uno bzw. unae usw.]), duo, duae, duo (zwei [duorum, -arum, -orum, duobus, duabus, duobus usw.]) nach der 1./2., tres, tria (drei) nach 3. Deklination.

Schema der lateinischen Deklinationen[7]
(Deklination 3, 4 und 5 siehe S. 12/13)

Deklination		Nominativ	Genitiv	Dativ
1.	F Sing.	al-**a**	**-ae**	**-ae**
	Plur.	al-**ae**	**-ārum**	**-is**
	Sing.	-arch-**ē** ascit-**ēs** pso-**as**	**-es** -ae -ae	-ae usw. . . . usw. . . .
2.	M Sing.	disc-**us**	**-i**	**-o**
	Plur.	disc-**i**	**-ōrum**	**-is**
	N Sing.	antr-**um**	**-i**	**-o**
	N Plur.	antr-**a**	**-ōrum**	**-is**
	Sing.	fab-**er** pu-**er**	fabr-**i** puer-**i**	**-o** **-o**
	Plur.	fabr-**i** puer-**i**	**-ōrum** **-ōrum**	**-is** **-is**
	M Sing. N Sing.	arthr-**os** chori-**on**	**-i** **-i**	**-o** **-o**
	M, Sing. F, N	rubor ulcus	rubor-**is** ulcer-**is**	**-i** **-i**
	M, Plur. F, N	rubor-**es** ulcer-**a**	**-um** **-um**	**-ibus** **-ibus**

Lateinische Deklinationen

Akkusativ	Ablativ	Bemerkung
-am	**-ā**	gilt auch für gleichaus-
-as	**-is**	laut. Adj. u. Perf.-Part.
-en	**-ē**	Wörter griech. Ursprungs
-um	**-o**	auch Adj. u. Perf.-Part. gleicher Endung
-ōs	**-is**	
-um	**-o**	
-a	**-is**	
-um **-um**	**-o** **-o**	auch f. Adj. gleicher Endung mit u. ohne e-Schwund
-ōs **-ōs**	**-is** **-is**	
-um **-on**	**-o** **-o**	griech. Lehnwörter; Plural normal
-em ulcus	**-e** **-e**	konsonant. Form (f. alle Geschlechter)
-ēs **-a**	**-ibus** **-ibus**	auch für Komparative, griech. Lehnwörter

Lateinische Deklinationen

Deklination			Nominativ	Genitiv	Dativ
3.	F	Sing.	turr-**is**	**-is**	**-i**
	N	Sing.	mare	mar-**is**	**-i**
		Plur.	mar-**ia**	**-ium**	**-ibus**
	F	Sing.	navis	nav-**is**	**-i**
		Plur.	nav-**es**	**-ium**	**-ibus**
4.	M	Sing.	adit-**us**	**-ūs**	**-ui**
		Plur.	adit-ūs	**-uum**	**-ibus**
	N	Sing.	gen-**u**	**-ūs**	**-ui**
			gen-**ua**	**-uum**	**-ibus**
5.	F	Sing.	faci-ēs	**-ei**	**-ei**
			faci-**ēs**	**-ērum**	**-ēbus**

Lateinische Deklinationen

Akkusativ	Ablativ	Bemerkung
-im	**-i**	i-Form; auch für die Positiva der Adj. der 3. Deklination, Neutra auf -e, -al, -ar
mare	**-i**	
-ia	**-ibus**	
-em	**-e**	Mischform; auch für Präs.-Part.
-ēs	**-ibus**	
-um	**-ū**	es gibt nur wenige Feminina, z.B. manus
-ūs	**-ibus**	
-u	**-ū**	
-ua	**-ibus**	
-em	**-ie**	grammat. Geschlecht fast stets feminin
-ēs	**-ēbus**	

---

[7] Endungslängen markiert durch Strich über Vokalen. Ausgänge (scheinbare Endungen) halbfett (das sind die scheinbaren, auf den Wortstock folgenden »Endungen«; Wortstamm mit Stammauslaut: ändert sich nicht; ist — außer im Nominativ — stets gleich). — M, F, N = Maskulinum, Femininum, Neutrum. — Adj. = Adjektiv, -e. — Perf.-Part., Präs.-Part. = Partizip Perfekt bzw. Präsens.

Ordnungszahlen *(Ordinalia)*

lateinisch		*griechisch* (männl. Formen)
primus, -a, -um	1.	protos
secundus, -a, -um	2.	deuteros
tertius, -a, -um	3.	tritos
quartus, -a, -um	4.	tetartos
quintus, -a, -um	5.	pemptos
decimus, -a, -um	10.	dekatos
vicesimus, -a, -um	20.	eikostos
centesimus, -a, -um	100.	hekatostos
millesimus, -a, -um	1000.	chiliostos

Lateinische Grundzahlen von 1–2000

1	I	unus, -a, -um			
2	II	duo, -ae, -o	40	XL	quadraginta
3	III	tres, tres, tria	50	L	quinquaginta
4	IV	quattuor	60	LX	sexaginta
5	V	quinque	70	LXX	septuaginta
6	VI	sex	80	LXXX	octoginta
7	VII	septem	90	XC	nonaginta
8	VIII	octo	91	XCI	nonaginta

Lateinische Grundzahlen

9	IX	novem		unus
10	X	decem	92 XCII	nonaginta
11	XI	undecim		duo
12	XII	duodecim	98 XCVIII	duodecentum
13	XIII	tredecim	99 IC	undecentum
14	XIV	quattuor-decim	100 C	centum
			101 CI	centum unus
15	XV	quindecim	102 CII	centum duo
16	XVI	sedecim	200 CC	ducenti, -ae, -a
17	XVII	septendecim	300 CCC	trecenti
18	XVIII	duodeviginti	400 CD	quadringenti
19	XIX	undeviginti	500 D	quingenti
20	XX	viginti	600 DC	sescenti
21	XXI	viginti unus	700 DCC	septingenti
22	XXII	viginti duo	800 DCCC	octingenti
28	XXVIII	duodetriginta	900 CM	nongenti
29	XXIX	undetriginta	1000 M	mille, milia
30	XXX	triginta	2000 MM	duo milia

Die lateinischen Zahlenzeichen für 5, 10, 50, 100, 500 u. 1000 sind wahrscheinlich aus griech. Buchstaben entstanden:

Φ (ph) in der Form Φ (|) = M für 1000 (nicht Abk. von mille); D = D für 500 (die Hälfte von Φ); Θ (th) = C für 100 (nicht Abk. von centum); Ψ (ps) = L für 50; X (ch) für 10; v = V für 5 (die Hälfte von X [$\frac{V}{\Lambda}$]).

Zahladverbien und Vervielfältigungszahlen

lateinisch		*griechisch*	
semel	einmal	dis	zweimal
bis	zweimal	tris	dreimal
ter	dreimal	tetra(kis)	viermal
quater	viermal	pentakis	fünfmal
quinquies	fünfmal	haplo-	einfach
simplex	einfach	diplo-	doppel
duplex	zweifach	triplo-	dreifach
triplex	dreifach		
quadruplex	vierfach		
quincuplex	fünffach		
decemplex	zehnfach		

Griechische Grundzahlen von 1–10

heis, mia, hen	=	1	hex	=	6
dyo	=	2	hepta	=	7
treis, tria	=	3	okto	=	8
tettares, tettara	=	4	ennea	=	9
pente	=	5	deka	=	10

Griechisches Alphabet

(nach DIN-Normblatt 1453, Blatt 1)

klein	groß	Name	Lautwert	klein	groß	Name	Lautwert
α	A	Alpha	a	ξ	Ξ	Xi (Ksi)	x
β	B	Beta	b	o	O	Omikron	o
γ	Γ	Gamma	g	π	Π	Pi	p
δ	Δ	Delta	d	ϱ	P	Rho	r
ε	E	Epsilon	e	σ	Σ	Sigma	s
ζ	Z	Zeta	z	s		Schluß-sigma	s
η	H	Eta	e				
ϑ	Θ	Theta	th	τ	T	Tau	t
ι	I	Jota	i	υ	Y	Ypsilon	y
$\varkappa$	K	Kappa	k	φ	Φ	Phi	ph
λ	Λ	Lambda	l	χ	X	Chi	ch
μ	M	My	m	ψ	Ψ	Psi	ps
ν	N	Ny	n	ω	Ω	Omega	o

Aus dem Griechischen und Lateinischen abgeleitete Wortstämme, Präfixe, Suffixe

Betonung der griech. Wörter gemäß Akzent über dem jeweil. Vokal: Akut für Stoßton als Höhepunkt, Zirkumflex für Schleifton. Betonung der lat. Wörter markiert durch Symbol unter dem jeweil. Vokal, und zwar Punkt für »kurz«, Strich für »lang«. Soweit für die Bildung der Termini technici relevant, sind auch Genitiv und weibl. und sächl. Adjektivformen angegeben. Die griech. Verben stehen in der 1. Person des Präsens, die lat. im Infinitiv (und in nachgest. eckiger Klammer mit dem pass. Perfekt-Partizip, z. T. auch dem akt. Perfekt).

a...	1) ↑ab...	
	2) α privativum (als Verneinung; vor Vokalen u. »h«: an...)	
ab...	ab, ἀπό	= von, von ... weg (vor Kons.: a...)
abdomino...	abdomen, -inis	= Bauch
abort...	abortio, -onis (= abortus, -us)	= Fehlgeburt
	abortivus	= zu früh geboren, gemildert
abszed...	abscedere [abscessum]	= von etwas getrennt werden, abgehen
abund...	abundare [abundatum]	= überfließen, überreich sein
ac...	↑ak..., ↑az...	
acc...	an »c« assimiliertes ↑ad	
acu...	acus, -us	= Nadel
	acuere [acutum]	= spitzen, schärfen; s. a. aku...

ätio...

ad... (assimiliert: acc..., aff..., agg..., ann...)	ad	= zu, bis ... zu, bei
adamant	ἀδαμάντινος	= stählern, unbezwinglich
adapt...	adapt<u>a</u>re [adapt<u>a</u>tum]	= zurechtmachen
addukt...	add<u>u</u>cere [add<u>u</u>ctum]	= heranführen
aden...	ἀδήν, ἀδένος	= Drüse
adhaer..., adhaes...	adhaer<u>e</u>re [adh<u>ae</u>sum]	= an etwas festhängen
adipo...	<u>a</u>deps, <u>a</u>dipis	= Fett
adjuv...	adiuv<u>a</u>re [adi<u>u</u>tum]	= unterstützen
adnek..., adnex...	ann<u>e</u>ctere [ann<u>e</u>xum]	= anheften
adolesc...	adol<u>e</u>scere [ad<u>u</u>ltum]	= heranwachsen
adventit...	advent<u>i</u>cius	= äußerer
aedo...	αἰδοῖον	= Scham(teile)
aego...	αἴξ, αἰγός	= Ziege
...aem...	↗haem...	
aequal...	aequ<u>a</u>lis	= gleich beschaffen
aequi...	<u>ae</u>quus	= gleich
aero...	ἀήρ, ἀέρος	= Luft, Nebel
aesthes...	αἴσθησις	= Gefühl, Wahrnehmung
aestiv...	aest<u>i</u>vus	= sommerlich
äther(o)...	αἰθήρ, αἰθέρος	= (reine Himmels-) Luft
ätio...	αἰτία	= Ursache

aff...

aff...	an »f« assimiliertes ↑ad	
affekt...	afficere [affectum]	= in Stimmung versetzen, angreifen
affer...	afferre [allatum]	= herbeischaffen, melden
...affin	affinis	= in etwas verwickelt, teilnehmend an
agg...	an »g« assimiliertes ↑ad	
aggrav...	aggravare [aggravatum]	= schwerer machen
aggreg...	aggregare [aggregatum]	= zugesellen (von grex, gregis = Schar)
aggress...	aggressio, -onis	= Angriff
...agog	ἀγωγός	= herbei-, hinleitend
agon...	ἀγωνία	= Kampf, Anstrengung
...agra	ἄγρα	= Fang
akanth...	ἄκανθα	= Stachel, Dorn
akk...	an »k« assimiliertes ↑ad	
akkommod...	accommodare [accommodatum]	= anpassen
akne...	(verballhornt?) ἀκμή	= Spitze, Schärfe
ako...	↑aku...	
akrat...	ἀκρατής	= kraftlos
akro...	ἄκρον	= Spitze, Gipfel
aktino...	ἀκτίς, ἀκτῖνος	= Strahl
aku(st)...	ἀκούω	= hören
	ἀκουστός	= hörbar

anastomo...

akzeler...	accelerare [acceleratum]	= beschleunigen
akzess...	accedere [accessum]	= herantreten, sich hinzugesellen
alb(e)...	albere	= weiß (= albus) oder blaß sein
albumin...	albumen, -inis	= Eiweiß
aleur...	ἄλευρον	= (Weizen-)Mehl
...algie, alges..., algo...	ἄλγος	= Schmerz
allanto...	ἀλλᾶς, ἀλλᾶντος	= Wurst
allelo...	ἀλλήλων	= einander, gegenseitig
all(o)...	ἄλλος	= anders, fremd
alloio...	ἀλλοῖος	= andersartig
alv...	alvus, -i	= Bauch, Unterleib
alveol...	alveolus, -i	= kleine Mulde (Diminutivum von alveus = Höhlung, Wanne)
ambi..., ambo...	amb(i)	= auf beiden Seiten, rings(um)
ambly...	ἀμβλύς	= schwach
amphi...	ἀμφί (↑ambi...)	
amylo	ἄμυλον	= Stärke(mehl)
an...	α privativum vor Vokalen u. »h«	
ana...	1) ἀνά 2) Abwandlung des α privativum	= aufwärts, hinauf
anal..., ano...	analis	= zum After (anus, -i = Ring) gehörig
anastomo...	ἀναστομόω	= öffnen, mit einer Mündung versehen

andro...

andro...	ἀνήρ, ἀνδρός	= Mann
anemo...	ἄνεμος	= Wind
angin(o)...	angere	= beengen, sich beengt fühlen
angio...	ἀγγεῖον	= Gefäß
angul...	angulus, -i	= Winkel
aniso...	ἄνισος	= ungleich (vgl. iso...)
ankylo...	ἀγκύλος	= gekrümmt
ann...	an »h« assimiliertes ʃad	
ante...	ante	= vor, vorwärts, vorn
...anthem	ἀνθέμιον	= Blüte
anthrac..., anthrak...	ἄνθραξ, ἄνθρακος	= (glühende Kohle)
anthropo...	ἄνθρωπος	= Mensch
anti...	ἀντί	= entgegen(gesetzt), gegen
antri..., antro...	antrum, -i	= Höhle
anulo...	anulus, -i	= kleiner Ring (Diminutivum von anus = Ring)
aorto...	ἀορτέω (= ἀείρω)	= emporheben, aufhängen
apert...	aperire [apertum]	= öffnen
apiko...	apex, -icis	= Spitze, Gipfel
apio...	1) apis, -is	= Biene
	2) apium, -ii	= Sellerie
apo...	ἀπό	= (von...) weg, ab
apoplekt...	ἀποπλήσσω	= niederschlagen, ohnmächtig werden
	ἀπόπληκτος	= vom Schlag getroffen, betäubt

aszend...

app...	an »p« assimiliertes ↑ad	
appendiko...	appendix, -icis	= Anhängsel
applic...	applicare [applicatum]	= anfügen, anlegen
arachni(i)...	ἀράχνη	= Spinne
arch...	ἀρχή	= Anfang, Führung
areol...	areola, -ae	= kleiner Hof (Diminutivum von area = geebneter Raum)
argent...	argentum, -i	= Silber
arren(o)...	ἄρρην, ἄρρενος	= Mann
arteri(o)...	ἀρτηρία (= arteria, -iae)	= Schlagader
arthri..., arthro...	ἄρθρον	= Gelenk
articul...	articulus, -i	= Gelenk
ask(o)...	ἀσκός	= Balg, Schlauch
asphykt...	asphycticus	= pulslos (↑sphygmo...)
aspir(at)...	aspiratio, -onis	= Einatmung
ass...	an »s« assimiliertes ↑ad	
assimil...	assimilis	= ähnlich
asthen...	ἀσθενής	= kraftlos
asthm...	ἄσθμα	= Atemnot
astro...	astrum, -i (= ἀστήρ, ἀστέρος)	= Gestirn, Stern
aszend...	ascendere [ascensum]	= emporsteigen

atakt..., atax...

atakt..., atax...	ἄτακτος	= ungeordnet
	ἀταξία	= Unordnung
atarakt...	ἀτάρακτος	= nicht beunruhigt
athero...	ἀθήρη	= Weizenbrei
atheto...	ἄθετος	= ungeeignet
atmo...	ἀτμός	= Dampf, Dunst
atret...	ἄτρητος	= nicht durchbohrt, ohne Öffnung
atrio...	atrium, -ii	= Vorhof
attrakt...	attrahere [attractum]	= heranziehen
audio...	audire [auditum]	= hören
aureo...	aureus	= golden
auric...	auricula, -ae	= Öhrchen, Ohrläppchen
auro...	1) auris, -is	= Ohr
	2) aurum, -i	= Gold
auti..., auto...	αὐτός	= selbst, unmittelbar
auxes..., auxo...	αὔξησις	= Wachstum, Vermehrung
auxil...	auxiliaris	= helfend, unterstützend
avert...	avertere [aversum]	= wegwenden, entfremden
avid...	avidus	= gierig
ax(i)...	1) ἄξων (= axis, -is)	= Achse
	2) ἄξιος	= wert
azet...	acetum, -i	= Essig
azid...	acidus	= sauer
azot...	α privativum; ζωτικός	= zum Leben gehörig
azyg...	ἄζυξ, ἄζυγος	= unverbunden, unpaar

bothrio...

bacill...	bacillus, -i	= Stäbchen
bacter..., bakter...	βακτηρία	= Stab
balan...	βάλανος	= Eichel
ball(isto)...	βάλλω	= werfen, stoßen
balneo...	balneum, -i (= βαλανεῖον)	= Bad
bar(o)...	βαρύς	= schwer
basal..., baso...	βάσις	= Schritt, Grundlage, Fundament
bathm...	βαθμός	= Tritt, Stufe, Schwelle
batho..., bathy...	βάθος	= Tiefe, Höhe
bathy...	βαθύς	= tief, hoch
bathro...	βάθρον	= Stufe, Tritt
bato...	βατός	= gangbar
batrach...	βάτραχος	= Frosch
bazill...	bacillus, -i	= Stäbchen
bdel...	βδελυγμία	= Ekel, Absehen
bdell...	βδέλλα	= Blutegel
belon...	βελόνη	= Nadel
bi...	bis	= zweimal, -fach
bili...	bilis, -is	= Galle
bio(t)...	βίος (= βιοτή)	= Leben
bis...	bis	= zweimal, -fach
bizip...	biceps, bicipitis	= zweiköpfig
blast...	βλαστάνω	= wachsen
	βλάστη	= Sproß
blenn...	βλέννος	= Schleim
blephar...	βλέφαρον	= Augenlid
bleps...	βλέψις	= Sehen
bol...	βολή	= Wurf
	βάλλω	= werfen
bothrio...	βόθριον	= kleine Grube

botryo...

botryo...	βότρυς, -τρυος	= Traube
bovo...	bos, bovis	= Rind
brachi...	brachium, -ii	= (Unter-)Arm
brachy...	βραχύς	= kurz, klein
brady...	βραδύς	= langsam
branchi(o)...	βράγχια	= Fischkiemen
brevi...	brevis, breve	= kurz
bromat...	βρῶμα, -ατος (= βρῶσις)	= Speise, Essen
bromo...	βρῶμος	= Gestank
bronchi..., broncho...	βρόγχος βρόγχια	= Luftröhre = Luftröhrenäste
bronto...	βροντή βρέμω	= Donner = rauschen
bu...	βοῦς, βοός	= Rind, Kuh, Stier
bukkal..., bukko...	bucca, -ae	= Backe, Mund
bul...	βουλή	= Wille, Entschluß
bulb...	bulbus, -i	= Zwiebel, Knolle
bull...	bulla, -ae	= Blase
buno...	βουνός	= Hügel
burs...	bursa, -ae	= Sack
c...	s. a. **k**..., **z**...	
caeco...	caecus	= blind
calcaneo...	calcaneum	= Hacken, Ferse
calci...	calx, calcis	= Kalk(stein), Ferse
calcul...	calculus, -i	= Steinchen, Rechnung
calico..., calicul...	κάλυξ (= calix, -icis; Diminutivum: caliculus)	= Kelch

camer...	camera (= καμάρα)	= Kammer
canalicul...	canaliculus, -i	= kleine Röhre (Diminutivum von canalis = Röhre)
cancero...	cancer, cancri	= Krebs
capill...	capillus, -i	= Haupthaar, tier. Haar
capsul...	capsula	= kleines Kästchen
capt..., cept...	capere [cepi, captum]	= ergreifen, sich aneignen
carcino...	ƒkarzino...	
cardio...	ƒkardio...	
carni...	caro, carnis	= Fleisch
...cele, ...kele, ...zele	κήλη	= Bruch(geschwulst)
cellul...	cellula, -ae	= kleine Kammer, kl. Zelle
cemento...	caementum, -i	= Bruchstein (als Bindemasse)
cent(r)o...	κεντέω	= stechen
	κέντρον (= centrum, -i)	= Stachel, Mittelpunkt
...ceps	...caps (von caput, -itis)	= Kopf, Haupt
cerco...	κέρκος	= Schwanz
cerebello...	cerebellum, -i	= Kleinhirn
cerebro...	cerebrum, -i	= Gehirn
chaero...	χαίρω	= sich freuen
chalas...	χάλασις	= Erschlaffung
chalco...	χαλκός	= Erz, Kupfer, Bronze
chalico...	χάλιξ, χάλικος	= Kalk, Mörtel
chalo...	χαλάω	= nachlassen, erschlaffen

chamä...

chamä...	χαμαί	= niedrig, am Boden
charto...	χάρτης (= charta)	= (Papyrus-)Blatt, Papier
chasm(at)...	χάσμα, χάσματος	= Spalt, Öffnung
cheil..., chil...	χεῖλος	= Lippe
cheim...	χεῖμα (= χειμών)	= Winter, Kälte
cheir..., chir...	χείρ, χειρός	= Hand
chil...	1) ↗cheil... 2) χίλιοι	= eintausend
chito...	χιτών	= Rock, Gewand
chloro...	χλωρός	= blaßgrün, bleich
choanal...	χόανος	= Trichter
chol..., cholo...	χολή (= χόλος)	= Galle
choledoch...	↗chol...; δοχή	= Aufnahme, Gefäß
chondr...	χόνδρος	= Korn, Knorpel
chord...	χορδή	= (Darm-)Saite
choreo...	χορεία	= Reigen
chorio...	χόριον	= Haut, Leder, gefäßreiche Leibesfruchthülle
chorioid...	↗chorio...; εἴδω	= gleichen
chorist...	χωρίζω	= sich trennen, (ab)weichen
chrest...	χρηστός	= brauchbar, nützlich
chrom(at)o...	χρῶμα, -ατος	= Farbe
chrono...	χρόνος	= Zeit
chroto...	χρώς, χρωτός	= Oberfläche, Haut(farbe), Farbe
chrys(e)o...	χρύσεος χρυσός	= golden = Gold
...chthon...	χθόνιος	= einheimisch

...**cuspid**...

chylo..., chymo...	χυλός (= χυμός)	= Saft, Brühe
cibo...	cibus, -i	= Speise, Nahrung
cilio...	cilium, -ii	= Augenlid
	cilia, -orum	= Augenwimpern
cicatrico...	cicatrix, -tricis	= Narbe
cimic(i)...	cimex, -icis	= Wanze
cingul(o)...	cingulum, -i	= Gürtel
cion(o)...	↑kion...	
circa..., circum	circa (= circum)	= im Kreise, ringsum
circul(o)...	circulus, -i	= Kreis(bahn), Ring
cirrho...	κιρρός	= gelb
cirso...	κιρσός	= Krampfader
claro...	clarus	= hell, klar
cleido...	↑kleid(o)...	
co..., com..., con...	cum	= mit
coec...	↑caec...	
coeli(o)	κοιλία	= Bauchhöhle
col(l)...	↑kollo...	
conjunct...	coniungere [coniunctum]	= verknüpfen, vereinigen
contra...	contra	= gegen(über)
cortico...	cortex, corticis	= Rinde
cost(o)...	costa, -ae	= Rippe
cotylo...	κοτύλη	= Höhlung, Hüftpfanne
cox...	coxa, -ae	= Hüfte
cuneo...	cuneus, -i	= Keil
cunni...	cunnus, -i	= weibliche Scham
...cuspid...	cuspis, -pidis	= Spitze, Stachel, Herzklappenzipfel

cyst(o)...

cyst(o)...	κύστις	= Harnblase, Blase
cyto...	κύτος	= Höhle, Zelle
dacno...	δάκνω	= beißen
daemono...	δαίμων, δαίμονος	= Gespenst, Geist
dakry...	δάκρυον	= Träne
daktyl...	δάκτυλος	= Finger, Zehe
dasy...	δασύς	= dichtbewachsen, zottig
de...	de	= von ... herab, von ... weg, völlig
dendr...	δένδρον	= Baum
densi..., denso...	densus	= dicht
dent(o)...	dens, dentis	= Zahn
depress...	deprimere [depressum]	= nieder-, herunterdrücken
dere..., dero...	δέρη	= Nacken, Hals
deriv...	derivare [derivatum]	= ableiten
derm(at)...	δέρμα, δέρματος	= Haut
descend...	descendere [descendi, -scensum]	= herabsteigen
...dese	δέω	= binden
desmo...	δεσμός	= Band
detrit...	deterere [detritum]	= abreiben
detrus...	detrudere [detrusum]	= hinab-, wegdrängen
deutero...	δεύτερος	= zweiter, nächster
...dexis	δῆξις	= Biß, Stich
dext(e)ro..., dexio...	dexter (= δεξιός)	= rechts befindlich, gewandt

duodeno...

di...	dis...	= auseinander, zweimal
dia...	διά...	= hindurch, während, auseinander
diabet...	διαβαίνω	= durchschreiten, -laufen
diadocho...	διαδοχή	= Nachfolge, Abwechslung
dialys...	διαλύω	= trennen, sich auflösen
diaphano...	διαφαίνω	= durchscheinen (lassen)
diplo...	διπλόος (= duplus)	= zweifach, doppelt
dis...	↑di...	
disco...	δίσκος	= Wurfscheibe
dissect...	dissecare [dissectum]	= auseinanderschneiden
distens...	distendere [distentum s. distensum]	= aus(einander)spannen
disto...	distare	= auseinander-, abstehen
distrakt...	distrahere [distractum]	= auseinanderziehen
dolicho...	δόλιχος	= lang
dosi...	δόσις	= Gabe
drepano...	δρέπανον	= Sichel
...drom(o)...	δρόμος	= Lauf
dual...	duo	= zwei
...duct	ductus, ductus ducere [ductum]	= Leitung, Führung = leiten
duodeno...	duodeni	= je zwölf

duplic...

duplic...	duplex, -icis	= doppelt (vorhanden)
dur(o)...	durus	= hart
dynamo...	δύναμις	= Kraft, Vermögen
dys...	δυσ...	= übel..., miß...
e...	e, ex	= aus, heraus
eburn...	ebur, eboris	= Elfenbein
ec...	↑ek...	
echid...	ἔχιδνα	= Natter
...echie	ἔχω	= (ent)halten
echin(o)...	ἐχῖνος	= Igel
echo...	ἠχώ (= echo, echus)	= Schall, Widerhall
eff...	an »f« assimiliertes ↑ex...	
effloresz...	efflorescere	= erblühen, hervorsprießen
ego...	ego	= ich
eid...	εἶδος	= Schauen, Aussehen, Gestalt
...eirgie	εἴργω	= drängen, hindern, entfernen
eiso...	εἰς (= εἴσω)	= hinein (s.a. eso...)
ejekt...	e|icere [e|iectum]	= herauswerfen
ek...	ἐκ... (vor Vokalen: ἐξ...)	= hinaus, heraus
eklampt...	ἐκλάμπω	= herausleuchten
...ekoia	ἀκοή	= Gehör
ekphor...	ἐκφέρω	= hinaus-, heraustragen
ekto...	ἐκτός	= hinaus, draußen

ektro...	ἔκτρωμα	= Fehlgeburt
ekzem...	ἐκζέω	= aufwallen, stürmisch wüten
elaio...	ἔλαιον	= Öl
elast(o)...	ἐλασσόω	= kleiner machen, kleiner werden
elektro...	ἤλεκτρον	= Bernstein
eleuther...	ἐλευθερία	= Freiheit, Ungebundenheit
ellipto...	ἔλλειψις	= Ausbleiben, Mangel, Ellipse
embol...	ἐμβάλλω	= hineinwerfen
embryo...	ἔμβρυον	= ungeborene Leibesfrucht
emes..., emet...	ἐμέω	= erbrechen
	ἔμεσις	= Erbrechen
emiss...	emittere [emissum]	= aussenden
emmetr...	ἔμμετρος	= von richtigem Maß
emphys...	ἐμφυσάω	= hineinblasen
...empyem	ἔμπυος	= mit innerem Geschwür, eitrig
en...	1) ἐν	= darin, hinein, während
	2) ἕν	= eines
enantio...	ἔναντα	= gegenüber, entgegen
...enchym	ἔγχυμα	= Eingegossenes
	εἰσχέω	= eingießen
encephal...	ἐγκέφαλος	= Gehirn
endem...	ἔνδημος	= einheimisch
end(o)...	ἔνδον	= innen, darinnen
enter(o)...	ἔντερον	= Darm, Eingeweide
ento...	ἐντός	= innen
enzymo...	↑en... (1); ζύμη	= Sauerteig

eosino...

eosino...	ἕως (= ἠώς)	= (Morgen-)Röte
ep...	↑epi...	
ependym...	ἐπένδυμα	= Oberkleid
eph...	↑epi... (vor »h«)	
ephebo...	ἔφηβος	= Jüngling
ephemer...	ἐφημέριος	= für einen Tag
epi...	ἐπί	= darauf, an, neben, während
epidemio...	ἐπιδήμιος	= einheimisch, im ganzen Lande verbreitet
epiderm...	↑epi...; δέρμα	= Haut
epilept...	ἐπιλαμβάνω	= überraschen, befallen
episio...	ἐπίσιον	= weibliche Scham
epithelio...	ἐπιθηλέω	= darüberwachsen; s.a. ...thel
...erasthie	ἐράω	= lieben
erect...	erigere [erectum]	= aufrichten
erem(o)...	ἐρῆμος	= einsam
ereth...	ἐρεθίζω	= reizen, erregen
...erg, ergo...	ἔργον	= Arbeit, Tat
ergas...	ἐργασία	= Arbeit
	ἐργάζομαι	= arbeiten
erot...	ἔρως, ἔρωτος	= Liebe
erupt...	erumpere [eruptum]	= hervorbrechen (lassen)
erysipel...	ἐρυσίπελας	= (Wund-)Rose
erythem...	ἐρύθημα	= Röte
erythr...	ἐρυθρός	= rot
eschar...	ἐσχάρα	= Feuerstelle
eso...	ἔσω	= nach innen, drinnen
ethmo...	ἠθμός	= Sieb
eu...	εὖ	= gut

flavo...

eudio...	εὐδία	= (schönes) Wetter
eugen...	εὐγένεια	= edle Abkunft
eunuch...	εὐνή	= Bett
	ἔχω	= halten, beaufsichtigen
euphor...	εὔφορος	= leicht tragend
eury...	εὐρύς	= breit, weit
ex...	/e..., ek..., exo...	
exanthem...	ἐξανθέω	= aufblühen
exo...	ἔξω	= außen, heraus; s.a. ekto...
facio...	facies, faciei	= Gesicht
faec(eo)...	faeces	= Stuhl, Kot (von faex, faecis = Bodensatz, Hefe)
febri...	febris, -is	= Fieber
femoro...	femur, femoris	= Oberschenkel, Hüfte
...ferens	ferre	= tragen
ferri..., ferro...	ferrum, ferri	= Eisen
feto...	fetus, fetus	= Leibesfrucht
fibrillo...	fibrilla, -ae	= Fäserchen (Diminutivum von fibra)
fibro...	fibra, fibrae	= Faser
...ficatio	facere [factum]	= tun, machen, hervorbringen
filial...	filia, -ae; filius, -ii	= Tochter bzw. Sohn
filo...	filum, -i	= Faden
fimbrio...	fimbriae, -arum	= Fransen
fistul...	fistula, -ae	= Röhre, Eitergang
flavo...	flavus	= (rot)gelb

flekt..., flex...

flekt..., flex...	flectere [flexum]	= biegen, drehen
fluct...	fluctuare	= wogen
fluido...	fluidus	= fließend, flüssig
fokal...	focus, foci	= Herd
follicul...	folliculus, -i	= kleiner Ledersack, Schlauch
fontanell...	fontanella, -ae	= kleine Quelle (Diminutivum von fons)
...form	forma, -ae	= Gestalt, Figur
formic...	formica, -ae	= Ameise
foveol...	foveola, -ae	= kleines Grübchen (Diminutivum von fovea)
fragil(o)...	fragilis	= zerbrechlich
fragment...	fragmentum, -i	= Bruchstück
frigoro...	frigus, frigoris	= Kälte
fronto...	frons, frontis	= Stirn
fructo..., frukto...	fructus, fructus	= Frucht
...fugal	fugere	= fliehen
fulguro...	fulgur, -uris	= Blitz
fundo...	fundus, -i	= Boden, Grundfläche
fungi...	fungus, -i	= Pilz
funiculo...	funiculus, -i	= dünnes Seil (Diminutivum von funis)
furuncul...	furunculus, -i	= kleiner Spitzbube, kl. Dieb
fus(i)...	1) fusus, -i	= Spindel
	2) fusus	= hingegossen (von fundere [fusum] = ausgießen)

genito...

galact..., galakt...	γάλα, γάλακτος	= Milch
galeo...	1) γαλέη	= Katze
	2) galea	= Lederhelm
gameto...	γαμετή; γαμέτης	= Gattin bzw. Gatte
gam(o)...	γάμος	= Hochzeit
gampso...	γαμψός	= krumm
ganglio...	γαγγλίον	= Geschwulst, Nervenknoten
gangraeno...	γάγγραινα	= Krebsschaden, kalter Brand
gano...	γάνος	= Glanz, Schmelz
gastr...	γαστήρ, γαστρός	= Magen
	γάστρα	= Bauch
gelasm..., gelast...	γέλασμα	= Lachen
	γελάω	= lachen
gelo...	1) γέλως	= Lachen, Gelächter
	2) gelu, gelus	= Frost
gemelli...	gemellus	= doppelt (Diminutivum von geminus)
gemin...	geminus	= doppelt, Zwillings...
gemm(i)...	gemmare	= knospen
...gen	γεννάω	= erzeugen
	γένος	= Geburt, Ursprung, Abstammung
...genese	γένεσις	= Entstehen, Zeugung, Geburt
genio..., ...genie	γένειον (= γένυς, -υος)	= Kinn
genito...	genitalis	= Zeugung(sorgane) betreffend
	gignere [genitum]	= zeugen, gebären

geo...

geo...	γῆ, γῆς	= Erde, Erdboden
...ger	gerere [gestum]	= tragen
...gerie...	geraiός	= alt
	γῆρας	= Greisenalter
germ(in)...	germen, -inis	= Sprößling, Keim
	germinare	= hervorsprossen
gero(nto)...	γέρων, γέροντος	= alt, Greis
gest(o)...	gestare	= (mit sich) tragen
	gerere [gestum]	= tragen
geus(t)...	γεῦσις	= Kosten, Geschmack
gigant(o)...	γίγας, γίγαντος	= riesig; Riese
gingiv...	gingiva, -ae	= Zahnfleisch
glabello...	glabella	= kleine Glatze (glaber = kahl)
glandul...	glandula	= Halsmandel, Drüse (Diminutivum von glans = Eichel)
glauc...	γλαυκός	= leuchtend, bläulich, grünlich
glen...	γλήνη	= glänzender Augapfel, Pupille
glio...	γλία	= Leim
globi..., globo...	globus, -i	= Kugel, kugeliges Gebilde
gloio	γλοιός	= klebrige Feuchtigkeit
glomerul...	glomerulum, -i (= glomerulus)	= kleines Knäuel (Diminutivum von glomus, glomeris)
gloss..., glott...	γλῶσσα (= γλῶττα)	= Zunge, Flötenmundstück
gluco..., gluko...	↑glyko...	
gluteo...	γλουτός	= Gesäß

38

		gyr...
glutin...	glutinum, -i	= Leim
glyc(o)..., glyk(o)..., glyzer...	γλυκύς (= γλυκερός)	= süß
...glyph	γλύφω	= einschneiden
gnath...	γνάθος	= Kinnbacke
gnom...	γνῶμη	= Erkenntnis, Kenntnis
...gnost...	γιγνώσκω	= erkennen
gomph...	γόμφος	= Zahn, Pflock
gon...	γόνη (= γόνος)	= Erzeugung, Geburt, Frucht, Same
goni...	γωνία	= Winkel
	γόνυ	= Knie
gossyp...	gossypium	= Baumwolle
...grad	gradi [gressus sum]	= schreiten
...gramm	γράμμα	= Geschriebenes
granul...	granulum, -i	= Körnchen (Diminutivum von granum, -i)
graph(o)...	γράφω	= schreiben
gravi...	gravis	= schwer
gravid...	gravida	= Schwangere
greg...	grex, gregis	= Herde, Haufe
gress...	↑...grad	
gryp..., gryph...	γρυπός	= gekrümmt
gumm...	cummi (= gummi)	= Pflanzenschleim, Gummi
gust(o)...	gustare	= kosten, schmecken
gymnast...	γυμνάζω	= (sich) üben
gyn(äko)...	γυνή, γυναικός	= Weib, Frau
gyr...	γυρός	= rund, gerundet, krumm
	gyrus, -i	= Kreis

habit...

habit...	1) habitus, -us	= Aussehen (individueller Zustand)
	2) habitare	= (be)wohnen
habro...	ἁβρός	= üppig, behaglich
haem(o)...	αἷμα, αἵματος	= Blut
haere(s)...	haerere [haesum]	= haften
haesit...	haesitare	= festhängen, stottern
...hairese	αἱρέω	= entfernen
...halat...	halare [halatum]	= hauchen
halluzin...	hallucinari	= faseln, ins Blaue reden
hal(o)...	1) ἅλς, ἁλός	= Salz
	2) ἅλως, ἅλωος	= Tenne, Kreis
hamart...	ἁμάρτιον	= Fehler
hapal...	ἁπαλός	= weich
hapant...	ἅπας, ἅπαντος	= (ins)gesamt
haph...	ἁφή...	= Greifen, Berührung; vgl. hapto...
haplo...	ἁπλόος	= einfach
hapto...	ἅπτω	= anheften, berühren; vgl. haph...
harmo...	ἁρμός	= Fuge, Gelenk
haustr...	haustrum, -i	= Schöpfeimer
heauto...	ἑαυτοῦ	= seiner selbst
hebdo...	ἕβδομος	= siebenter
hebe...	ἥβη	= Jünglingsalter, Mannbarkeit
hedon...	ἡδονή	= Sinnenlust
hedr...	ἕδρα	= Sitz, Gesäß
helco..., helko...	ἕλκος	= Wunde, Geschwür
helico...	ἕλιξ, ἕλικος	= Gewinde, Spirale

holo...

helio...	ἥλιος	= Sonne, Tageslicht
helminth...	ἕλμι(ν)ς, ἕλμινθος	= (Eingeweide-)Wurm
helo...	1) ἕλος	= Sumpf
	2) ἧλος	= Nagel, Buckel
hemer(al)...	ἡμέρα	= Tag
hemi...	ἥμισυς	= halb
hepat...	ἧπαρ, ἥπατος	= Leber
hepta...	ἑπτά	= sieben
herb...	herba, -ae	= Pflanze
hered...	heres, heredis	= Erbe
hernio...	hernia, -ae (von ἔρνος = Trieb, Sprößling?)	= (Eingeweide-)Bruch
herp(et)..., ...herpie	ἕρπω	= kriechen, schleichen
hesper...	hesperius	= abendlich
heter(o)...	ἕτερος	= der andere von beiden
hex...	ἕξ	= sechs
...hexie	ἕξις	= Zustand, Haltung
hiato...	hiatus, hiatus	= Öffnung, Schlund
hibern...	hibernus	= winterlich
hidr...	ἱδρώς, ἱδρῶτος	= Schweiß
hier(o)...	ἱερός	= heilig
hil(i)...	hilum, -i	= Fäserchen, etwas Geringes
hipp...	ἵππος	= Pferd
hirsut...	hirsutus	= zottig, struppig
hirz...	hircus, -i	= Ziegenbock
hist(i)o...	ἱστός	= Gewebe (Diminutivum: ἱστίον)
holo...	ὅλος	= ganz, völlig

homil...

homil...	ὁμιλία	= Verkehr, Umgang
homo...	ὁμός	= der gleiche, gemeinschaftlich
homoeo..., homoio...	ὁμοῖος (= ὅμοιος)	= gleich(artig), ähnlich
horm...	ὁρμάω	= antreiben, in Bewegung setzen
horr(i)...	horrere	= schaudern, starr sein, sich erschrecken
human...	humanus	= den Menschen betreffend, menschlich
humero...	(h)umerus, -i	= Schulter, Oberarmknochen
humoral...	(h)umor, (h)umoris	= Nässe, Flüssigkeit
hyal...	ὕαλος	= Kristall, Glas
hybrid...	hybrida (= hibrida), -ae	= Mischling (durch Freveltat [= ὕβρις] entstanden)
hydrarg...	hydrargyrum, -i	= Quecksilber
hydr(o)...	ὕδωρ, ὕδατος	= Wasser
hydropo...	ὕδρωψ	= Wasser(sucht)
hygio...	ὑγίεια	= Gesundheit
hygro...	ὑγρός	= feucht, naß, weich
hyle...	ὕλη	= Wald, Holz, Materie
hymenal...	ὑμήν, ὑμένος	= (Jungfern-)Häutchen
hyo...	1) ὗς, ὑός 2) der griech. Buchstabe υ (dem das Zungenbein ähnelt)	= Schwein

ikter...

hyp...	↗hypo...	
hyper...	ὑπέρ	= über (hinaus), übermäßig, oberhalb
hyph...	ὑφή	= Gewebe
hypn...	ὕπνος	= Schlaf
hyp(o)...	ὑπό	= darunter, unterhalb
hyps...	ὕψι	= hoch, in der Höhe
hyster...	ὑστέρα	= Gebärmutter (als letztes [ὕστερος, ὕστερη], d.h. unterstes der Bauchorgane)
hystric...	ὕστριξ	= Igel, Stachelschwein
iact...	↗jakt...	
ianth...	ἰάνθινος	= violett
iatr(o)...	ἰατρός	= Arzt
	ἰατρεία	= ärztl. Behandlung
ichn...	ἴχνος	= Spur, Merkmal
ichthy...	ἰχθύς (= ἰχθῦς)	= Fisch
icter...	↗ikter...	
...id, ...ideus	εἰδόω	= ähnlich (...ειδής) sein (von εἶδος = Aussehen)
idea..., ideo...	ἰδέα	= Aussehen, Gestalt, Begriff
idio...	ἴδιος	= eigen(tümlich)
idro...	↗hidr(o)...	
ign(i)...	<u>i</u>gnis, <u>i</u>gnis	= Feuer
ikt...	<u>i</u>ctus, -<u>u</u>s	= Schlag, Hieb
ikter...	ἴκτερος	= Gelbsucht

43

ileo..., ilio...

ileo..., ilio...	1) ile, ilis (ilia)	= Unterleib, Weiche (Gedärme)
	2) ileum	= Krummdarm
ileus...	εἰλεός	= Darmverschluß
illus...	illusio	= Verspottung, Täuschung
im...	an Labiaten assimiliertes ↑ »in«	
imag...	imaginari	= sich einbilden
	imago	= (Ab-, Trug-)Bild
imbib...	imbibere	= einsaugen, hineintrinken
immediat...	immediatus	= unvermittelt
immuno...	immunis	= frei, befreit (oder verschont) ... von
impetig...	impetigo, -ginis	= Angriff, Aufwallung
impress...	imprimere [impressum]	= hineindrücken
in...	1) in	= an, auf, in, hinein
	2) latein. Negation	= un..., nicht..., ohne... (wie α privativum)
incis..., inzis...	incidere [incisum]	= einschneiden
incud(o)...	incus, incudis	= Amboß
indic...	indicare [indicatum]	= angeben, aussagen, anzeigen
induc(t)...	inducere [inductum]	= einführen, veranlassen
indur...	indurare [induratum]	= verhärten
infant...	infans, -antis	= nicht sprechend, sehr jung, kleines Kind
	infantilis	= kindlich

isch...

infarcto...	infarcire [infarsum s.infarctum]	= hineinstopfen
infect..., infekt...	inficere [infectum]	= anmachen, anstecken, vergiften
infra...	infra	= unten, unterhalb
infract...	infringere [infractum]	= einknicken, zerbrechen
infundibul...	infundibulum, -i	= Trichter
infus...	infundere [infusum]	= eingießen
ingest...	ingerere [ingestum]	= hineintragen, -bringen
inguin...	inguen, inguinis	= Leistengegend
inio...	ἰνίον	= Nacken
inkret...	incernere [incretum]	= hineinsieben
ino...	ἴς, ἰνός	= Sehne, Muskel(kraft), Gewebefaser
insert...	inserere [insertum]	= hineinbringen
inter...	inter	= zwischen, während
intestin...	intestinum, -i	= Darm
intim...	intimus	= innerster
intra...	intra	= innerhalb, hinein, während
io...	ἰός	= Saft, Gift; Pfeil
ion(t)...	ἴων	= gehend (von ἵεμαι [= ἵεμαι] = gehen)
ips...	ipse	= selbst, von selbst
irido...	ἴρις, ἴριδος	= Regenbogen
isch...	ἰσχανάω	= zurückhalten, hemmen

ischio...

ischio...	ἰσχίον	= Hüfte, Hüftgelenk
iso...	ἴσος	= gleich, ebenso groß
...itis	Suffix »Entzündung«	
jact...	iactare	= werfen, schleudern
jejun...	ieiunus	= nüchtern, mit leerem Magen
jugul...	iugulum, -i	= Kehle
junct...	iungere [iunctum]	= zusammenfügen, vereinigen
	iunctio, -onis	= Verbindung
juxta...	iuxta	= dicht daneben
k...	s.a. c..., z...	
kachekt...	καχέκτης	= schlecht beschaffen, krank
kaino...	καινός	= neu, außerordentlich
kako	κακός	= schlecht, untauglich
kalkari...	1) calcar, -aris	= Sporn
	2) calx, calcis	= 1) Kalk; 2) Ferse
kal(l)i..., kal(l)o...	1) κάλλος καλός	= Schönheit = schön
	2) callum, -i	= Schwiele
kalor(i)	calor, caloris	= Wärme, Hitze
kalzi...	calx, calcis	= 1) Kalk(stein); 2) Ferse
kamp...	campus, -i	= Feld, Fläche
kampto...	κάμπτω	= beugen, biegen
kankr..., kanzer...	cancer, cancri	= Krebs
kantho...	κανθός	= Augenwinkel
kapno...	καπνός	= Rauch, Dampf

karbo...	carbo, carbonis	= Kohle
kardio...	καρδία	= 1) Herz; 2) Magen(mund)
kario...	caries, cariei	= Fäulnis, Morschheit
karotid...	καρώτικος	= betäubend
	carotis	= Kopfarterie (deren Kompression zu Ohnmacht führt)
karp...	καρπός (= carpus, -i)	= Frucht, Handwurzel
karph...	κάρφος	= dürres Reis, Splitter, Span
karyo...	κάρυον	= Nuß, Kern
karzino...	καρκίνος	= Krebs
kaseo...	caseus, -ei	= Käse
kat..., kata...	κατά	= nieder, hinab, gänzlich
katabol...	καταβάλλω	= niederwerfen, -reißen
katalept...	κατάληψις	= Erfassen, Überfall
katalys...	κατάλυσις	= Auflösung
kataphor...	καταφορά, καταφέρω	= Hinabtragen bzw. hinabtragen
kathar...	καθαρτικός	= reinigend, abführend
	κάθαρσις	= Reinigung
katheter...	καθετήρ	= Sonde
kathis...	καθίζω	= (sich) niedersetzen
kaudo...	cauda, -ae	= Schwanz
kaul...	καυλός	= Stengel, Stamm
kaus(t)...	καῦσις	= Verbrennen, Brennen
	καυστικός	= brennend
kautero...	καυτήρ	= Brenneisen
kaverno...	caverna, -ae	= hohler Raum, Höhle

kavo...

kavo...	cavus	= hohl
kebo...	/zebo...	
kelo...	κήλη	= Geschwulst, Bruch; s.a. ...cele
keno...	κενός	= leer; vgl. kaino...
kento...	κεντέω	= (durch)stechen
kephal...	κεφαλή	= Haupt, Kopf
kerat(o)...	κέρας, κέρατος	= Horn
kerauno...	κεραυνός	= Blitz
keri...	κηρίον	= Wachskuchen, Honigwabe
	κηρός (= cera)	= Wachs
kines..., kinet...	κίνημα (= κίνησις)	= Bewegung
	κινητικός	= zur Bewegung fähig oder dienend
kio...	κίων, κίονος	= Säule, Pfeiler
...klasie	κλάσις	= Zerbrechen, Brechen
klasm(at)...	κλάσμα, κλάσματος	= Bruchstück, Zerbrochenes
klaustro...	claustrum, -i	= Verschluß
kleid(o)...	κλείς, κλειδός	= Riegel, Schlüssel
klepto...	κλέπτω	= stehlen
klim...	1) κλίμα	= (Himmels-)Gegend
	2) κλῖμαξ	= Leiter, Treppe
klin...	κλίνη	= Bett
	κλίνω	= (sich) neigen, beugen, liegen
klis...	1) /klin...	
	2) /klys...	
klono...	κλονέω	= bedrängen, durcheinander drängen
		= Gewühl
	κλόνος	

48

kommissur(o)...

klys...	κλύζω	= spülen
	κλύσμα	= Klistier
...knem	κνήμη	= Unterschenkel, Schienbein
knid...	κνίζω	= kratzen, jucken
kokk...	κόκκος	= Kern
kokz...	κόκκυξ, κόκκυγος	= Kuckuck, Steißbein (einem Kuckucksschnabel ähnl.); vgl. kokk...
koli...	⨍kolo...	
koll...	an »l« assimiliertes ⨍con	
kolla...	κόλλα	= Leim
kollo...	cọllum, -i	= Hals
kolo..., koli...	1) κῶλον	= Glied, Teil
	2) cọlon	= Dickdarm
kolob...	κολοβόω	= verstümmeln, verkürzen
kolor(i)...	cọlor, colọris	= Farbe
kolp(o)...	κόλπος	= Busen, Bucht, Schoß
kolumno...	colụmna, -ae	= Säule, Pfeiler
kolys...	κολούω	= hindern, schädigen
kom...	⨍con...	
kombust...	combụrere [combụstum]	= verbrennen
komed...	comẹdere [comẹdi, comẹsum]	= verzehren
	comẹdo, -ọnis	= Fresser
kommissur(o)...	commissụra, -ae	= Verbindung

kommotions...

kommotions...	commotio	= Bewegung, Erregung
	commovere [commotum]	= in Bewegung setzen, erregen
kompakt...	compactus	= fest
	compingere [compactum]	= zusammenfügen
kompat...·	compati	= mitfühlen, zueinander passen
kompet...	competere [competitum]	= gemeinsam erstreben
komposit...	componere [compositum]	= zusammenfügen
kompress...	comprimere [compressum]	= zusammendrücken
kon...	↑con...	
koncho...	κόγχη (= concha)	= Muschel
kondukt...	conducere [conductum]	= zusammenführen, übernehmen, zutragen
kondyl...	κόνδυλος	= mittlerer Fingergelenkknochen, Beule
kongest...	congerere [congestum]	= zusammenbringen, anhäufen
konglut...	conglutinare	= zusammenleimen, fest verknüpfen
koni(o)...	1) κονία	= Staub
	2) conus, -i	= Kegel
konkresz...	concrescere [concretum]	= zusammenwachsen
konstip...	constipare	= zusammendrängen

kopro...

konstit...	constituere [constitutum]	= aufstellen, herrichten, beschaffen
konstrik...	constringere [constrictum]	= zusammenschnüren
konsumpt...	consumere [consumptum]	= aufzehren
...kont	κοντός	= Stange
kontag..., kontakt...	contagio, -onis (= contagium)	= Ansteckung
	contingere [contactum]	= anrühren, anstoßen
kontent...	contendere [contentum]	= anspannen, zusammenhalten
kontig...	contiguus	= angrenzend; vgl. kontag...
kontra...	↑ contra...	
kontrakt...	contrahere [contractum]	= zusammenziehen
kontrekt...	contrectare	= anfassen, betasten
kontus...	contundere [contusum]	= zerschlagen
konvekt...	convehere [convectum]	= zusammenfahren, -bringen
konvers...	convertere [conversum]	= umwenden, -wandeln
konzept...	concipere [conceptum]	= zusammenfassen, empfangen, schwanger werden
koph(o)...	κωφός	= stumpf, stumm, taub
kop(i)...	κόπος	= Schlagen, Ermüdung, Mühe
kopro...	κόπρος	= Mist, Kot, Schmutz

kor(io)..., ...korie

kor(io)..., ...korie	κόρη	= Mädchen, Puppe, Pupille
...korm	κορμός	= (Baum-)Stamm
korpor...	corpus, corporis	= Körper (Diminutivum: corpusculum)
kosm...	κόσμος	= 1) (geordnetes) Weltall; 2) Schmuck
kosmet...	κοσμέω	= schmücken
kranio...	κρανίον	= Schädel
...krasie	κρᾶσις	= Mischung, Trank
kraur...	κραῦρος	= trocken, geschrumpft
kreato..., ...kreas	κρέας, κρέατος (oder κρέως)	= Fleisch
...kret	cernere [cretum]	= sondern, scheiden, sieben
kriko...	κρίκος	= Ring
...krin, ...krino..., kris...	κρίνω, κρίσις	= scheiden, sondern, Trennung, Entscheidung
...krot	κρότος	= Klatschen, lautes Zusammenschlagen
krotaph...	κρόταφος	= Schläfe
krozid...	κροκύς, κροκύδος	= (Woll-)Flocke
kruro...	crus, cruris	= Bein, Unterschenkel
krust...	crusta, -ae	= Rinde, Schale
kryo...	κρύος	= Frost
krypto...	κρυπτός	= verborgen
kumul...	cumulare	= anhäufen
kupr...	cuprum, -i	= Kupfer
...kursiv	currere [cursum]	= laufen, rennen
kutan...	cutis, cutis	= Haut

lapar(o)...

kybern...	κυβερνάω	= steuern
kyemo...	κύημα	= Embryo
...kyesis	κύησις	= Schwangerschaft
kyklo...	κύκλος	= Kreis
kymo...	κῦμα	= Woge
kynikl...	κύνικλος	= Kaninchen
kyn(o)...	κύων, κυνός	= Hund
kypho...	κυφός	= gebückt, gekrümmt
kyrto...	κυρτός	= krumm, gewölbt
kyst...	↗ cyst...	
...lab	λαμβάνω	= fassen, nehmen; s.a. ...lepsie
labi(al)...	labium, -ii (= labrum, labri)	= Lippe
labid...	λαβίς, λαβίδος	= Zange
labyrinth...	λαβύρινθος	= Irrgarten
lacer...	lacerare	= zerfetzen
lact...	lac, lactis	= Milch
laevo...	laevus	= linker, linkisch
...lagnie	λαγνεία	= Ausschweifung, Wollust
lago...	λαγῶς	= Hase
lalo..., ...lalie	λαλέω	= plaudern, sprechen
	λαλία	= Rede, Sprache
lamin...	lamina, -ae	= Platte, Scheibe (Diminutivum: lamella)
lampro...	λαμπρός	= leuchtend
...lampsie	λάμπω	= leuchten
lapar(o)...	λαπάρα (= λαπάρη)	= Weichen, Bauch(höhle)

...laps

...laps	labi [lapsus sum]	= sich senken, sinken
laryng(o)...	λάρυγξ, λάρυγγος	= Kehle, Schlund
latero..., ...lateral...	latus, lateris	= Seite
lathyr...	λάθυρος	= Wicke, Erbse
leg...	legere [legi, lectum]	= lesen, auflesen, sammeln; s.a. ...logie, ...lexie
leio..., li...	λεῖος (= λίς)	= glatt
lemmo...	λέμμα	= Rinde, Hülle
lenti...	lens, lentis	= Linse
leont...	λέων, λέωντος	= Löwe
lepi..., lepo...	λέπος	= Schuppe, Rinde, Schale
lepro...	λεπρός	= schuppig
	λέπρα	= Aussatz
...lepsie	λῆψις	= Ergreifung, Anfall
lepto...	λεπτός	= dünn, zart, schwach
leth(eo)...	λήθη	= Vergessen
leuk...	λευκός	= licht, leuchtend, weiß
lev...	1) levere, levis 2) /laevo...	= heben bzw. leicht
...lexie	λέξις	= Sprechen, Reden; s.a. leg...
lezith...	λέκιθος	= Eidotter
libid...	libido, -inis	= Begierde, Lust, Trieb
lichen(i)...	λειχήν	= Flechte
lien(o)	lien, lienis	= Milz
ligamento...	ligamentum, -i	= Binde, Band
limb...	limbus, -i	= Saum
limn...	λίμνη	= See, Teich, Sumpf
lingual	lingua, -ae	= Zunge (Dimin.: lingula)

lyss...

lio...	↗leio...	
lip(ar)...	λίπος	= Fett
	λιπαρός	= fettig
liss...	λισσός	= glatt
lith(o)	λίθος	= Stein
lived..., livid...	liv<u>e</u>re	= bleifarbig oder bläulich sein
lob...	λοβός (= l<u>o</u>bus)	= Lappen
loch(i)o...	λόχιος (= λοχεῖος)	= zur Geburt (λοχεία) gehörig
...logie, logo...	λόγος	= Wort, Rede, Lehre, Rechnen, Erwägen
loimo...	λοιμός	= Pest, Seuche
loko...	l<u>o</u>cus, l<u>o</u>ci	= Ort
lopho...	λόφος	= Nacken, Haarschopf
lord(o)...	λορδός	= vorwärts gekrümmt
lox...	λοξός	= schief
lui...	l<u>u</u>es, l<u>u</u>is	= Seuche, ansteckende Krankheit
lumbal...	l<u>u</u>mbus, -i	= Lende
lumin...	l<u>u</u>men, l<u>u</u>minis	= Licht
lunar...	lun<u>a</u>ris	= zum Mond (l<u>u</u>na) gehörig, Mond...
lupo...	l<u>u</u>pus, -i	= Wolf, Zehrflechte
luteo...	l<u>u</u>teus	= gelb
lyko...	λύκος	= Wolf
lymph...	lympha, -ae	= klares Wasser, Quellwasser
ly(o)..., lys...	λύσις	= Auflösung
	λύω	= auflösen, trennen
lyss...	λύσσα (= λύττα)	= Hundswut, Raserei

mac...

mac...	ˈmak...	
madar...	μαδαρός	= kahl
makro...	μακρός	= lang, groß
makul...	macula, -ae	= Fleck
mal...	malus	= schlecht
malako...	μαλακός	= weich
...malazie	μαλακία	= Schlaffheit, Krankheit
malign...	malignus	= schlecht beschaffen, böse
malleo...	malleus, mallei	= Hammer (Diminutivum: malleolus = Knöchel)
malo...	mala, -ae	= Wange, Kinnbacke
mamill...	mamilla, -ae	= Brustwarze, Brust
mamm(o)...	mamma, -ae	= Brust
...mania	μανία	= Raserei, Wahnsinn, Sucht
mano...	μανός	= dünn
manu...	manus, manus	= Hand
marasm..., marast...	μαραίνω	= hinschwinden, welken
	μαρασμός	= Hinschwinden
margin...	margo, -inis	= Rand, Grenze
marito...	maritus	= ehelich; Ehemann
marsupio...	marsupium (= μαρσύπιον)	= (Geld-)Beutel
mascul..., maskul...	masculinus	= männlich (von mas, maris = Mann)
masseter(o)...	μασ(σ)ητήρ	= Kauender
mastig...	μάστιξ, μαστῖγος	= Peitsche
mastik...	masticare [masticatum]	= kauen

melodio...

mast(o)...	μαστός (= μαζός)	= Brust(warze)
mastoid...	mastoideus	= brustwarzenähnlich
matern...	maternus	= mütterlich, Mutter... (mater, matris)
...matur	maturus	= reif, erwachsen
maxill(o)...	maxilla, -ae	= Kinnbacke, Oberkiefer
meato...	meatus, -us	= Gang, Weg, Mündung
mechan(o)	μηχανή	= Werkzeug, Instrument
	μηχανικός	= mechanisch
medic..., medik...	medicus, -i medicamen, -inis medicina, -ae	= Arzt = Heilmittel = Heilkunst, -mittel
medio...	medius	= mittlerer
medull...	medulla, -ae	= Mark
mega...	μέγας (μεγάλη, μέγα)	= groß
meio...	μειόω	= verringern, verkleinern
	μείων	= kleiner (Komparativ von μικρός)
meko...	μῆκος	= Länge, Größe
mekon...	μήκων, μήκωνος	= Mohn(saft), Opium
mel...	↑...melus	
melan(o)...	μέλας, μέλανος	= schwarz
meli..., melli...	μέλι, μέλιτος (= mel, mellis)	= Honig
meliss...	μέλισσα (= μέλιττα)	= Biene
melodio...	μελῳδία	= Lied, Gesang

melo(n)...

melo(n)...	μῆλον	= Apfel, Wange
...melus, ...melie	μέλος	= Glied
...melus, ...melie	μέλος	= Glied
mening...	μῆνιγξ, μήνιγγος	= zarte Haut, Hirnhaut
menisk...	μηνίσκος	= mondförm. Gebilde
men(o)...	μήν, μηνός	= Monat (= mens, mensis), Mond
menstrual...	menstrualis	= monatlich (↑meno...)
ment...	1) mentum, -i	= Kinn, Kinnbart
	2) mens, mentis	= Denken, Verstand
mephit...	mephitis, -is	= schädl. Ausdünstung
meristh...	μερίζω	= teilen, zerlegen
mer(o)...	1) μέρος	= Teil, Glied
	2) μηρός	= Schenkel, Hüfte
mes(o)...	μέσος	= mittlerer, mitten
met..., meta...	μετά	= inmitten, zwischen, hinter, nach, gemäß
metabo(l)...	μεταβάλλω	= (sich) verändern
	μεταβολή	= Austausch, Umsatz
metallo...	metallum, -i	= Metall
metamorph...	μεταμόρφωσις (= metamorphosis)	= Verwandlung der Gestalt
metastas...	μετάστασις	= Umstellung, (Aus-)Wanderung
meteor...	μετέωρος	= emporgehoben, hoch in der Luft
...meter, ...metrie	μέτρον	= Maß
metho...	μέθη	= Trunkenheit; starkes Getränk

moto(r)...

metop...	μέτωπον	= Stirn
metr(o)...	μήτρα	= Gebärmutter
micro..., mikro...	μικρός	= klein, unbedeutend
migro...	migrare	= (aus)wandern
miliar...	milium, -ii	= Hirsekorn
mill...	mille	= tausend
mim(o)...	μίμημα	= Nachahmung
mio...	/meio...	
mis(o)...	μῖσος	= Haß
miss...	mittere [missum]	= werfen, schicken
mito...	μίτος	= Faden, Kette
mitral...	mitralis	= zweizipflig, einer Mitra (μίτρα = metall. Stirnband) ähnlich
mix...	miscere [mixtum]	= mischen, vereinen
mnem(o)..., ...mnes...	μνήμη (= μνῆστις)	= Gedächtnis
mochl...	μοχλός	= Hebel
mogi...	μόγος	= Mühe, Arbeit
mon(o)...	μόνος	= allein, einzig, einzeln, nur
monstro...	monstrum, -i	= Wahrzeichen, Wundergestalt, Ungeheuer
morbi...	morbus, -i	= Krankheit
morph...	μορφή	= Gestalt
morsi...	mordere [morsum]	= beißen
morti...	mors, mortis	= Tod
moto(r)...	motare	= hin und her bewegen (Intensivum von movere [motum] = bewegen)

muci..., muco..., muko...

	motor	= Beweg(end)er
muci..., muco..., muko...	mucus, -i	= (Nasen-)Schleim
multi...	multum	= viel(mals)
muscul..., muskul...	musculus, -i	= Mäuschen, Muskel (Diminutivum von mus, muris = Maus)
myc..., myk...	μύκης, μύκητος	= Pilz
myel...	μυελός	= Mark
myi...	μυῖα	= Fliege
mylo...	μύλη (= μύλος)	= Mühle, Mahlstein
my(o)...	μῦς, μυός	= Maus, Muskel
myring...	μύριγξ, μυρίγγος	= Trommelfell (Verballhornung von μήνιγξ = zarte Haut? Ableitung von μύρον = Salbe?)
myrmek...	μύρμηξ, μύρμηκος	= Ameise
myso...	μύσος	= Abscheu, Ekel
mytho...	μῦθος	= erdichtete Erzählung, Mythos
myx...	μύξα	= Schleim
myz...	/myk...	
naev..., näv...	naevus, -i	= Muttermal
nano...	nanus, -i	= Zwerg
narco..., narko...	νάρκη	= Erstarrung, Lähmung
nasc..., nasz...	nasci [natus sum]	= geboren werden, entstehen

naso...	n<u>a</u>sus, -i	= Nase
nato...	n<u>a</u>tus, nat<u>u</u>s	= Geburt
naus...	ναῦς, νεώς	= Schiff
	ναυσία	= Seekrankheit
	(= ναυτία)	
masseter(o)...	μασ(σ)ητήρ	= Kauender
mastig...	μάστιξ, μαστῖγος	= Peitsche
mastik...	masticare	= kauen
	[masticatum]	
mast(o)...	μαστός	= Brust(warze)
	(= μαζός)	
mastoid...	mastoideus	= brustwarzenähnlich
matern...	mat<u>e</u>rnus	= mütterlich, Mutter...
		(m<u>a</u>ter, m<u>a</u>tris)
...matur	mat<u>u</u>rus	= reif, erwachsen
maxill(o)...	max<u>i</u>lla, -ae	= Kinnbacke, Oberkiefer
meato...	me<u>a</u>tus, -<u>u</u>s	= Gang, Weg, Mündung
mechan(o)	μηχανή	= Werkzeug, Instrument
	μηχανικός	= mechanisch
medic..., medik...	m<u>e</u>dicus, -i	= Arzt
	medic<u>a</u>men, -inis	= Heilmittel
	medic<u>i</u>na, -ae	= Heilkunst, -mittel
medio...	m<u>e</u>dius	= mittlerer
medull...	med<u>u</u>lla, -ae	= Mark
mega...	μέγας (μεγάλη, μέγα)	= groß
meio...	μειόω	= verringern, verkleinern
	μείων	= kleiner (Komparativ von μικρός)

meko...

meko...	μῆκος	= Länge, Größe
mekon...	μήκων, μήκωνος	= Mohn(saft), Opium
mel...	↑...melus	
melan(o)...	μέλας, μέλανος	= schwarz
meli..., melli...	μέλι, μέλιτος (= mẹl, mẹllis)	= Honig
meliss...	μέλισσα (= μέλιττα)	= Biene
melodio...	μελῳδία	= Lied, Gesang
melo(n)...	μῆλον	= Apfel, Wange
...melus, ...melie	μέλος	= Glied
...melus, ...melie	μέλος	= Glied
mening...	μῆνιγξ, μήνιγγος	= zarte Haut, Hirnhaut
menisk...	μηνίσκος	= mondförm. Gebilde
men(o)...	μήν, μηνός	= Monat (= mẹns, mẹnsis), Mond
menstrual...	menstruạlis	= monatlich (↑meno...)
ment...	1) mẹntum, -i	= Kinn, Kinnbart
	2) mẹns, mẹntis	= Denken, Verstand
mephit...	mephịtis, -is	= schädl. Ausdünstung
meristh...	μερίζω	= teilen, zerlegen
mer(o)...	1) μέρος	= Teil, Glied
	2) μηρός	= Schenkel, Hüfte
mes(o)...	μέσος	= mittlerer, mitten
met..., meta...	μετά	= inmitten, zwischen, hinter, nach, gemäß
metabo(l)...	μεταβάλλω	= (sich) verändern
	μεταβολή	= Austausch, Umsatz
metallo...	metạllum, -i	= Metall

monstro...

metamorph...	μεταμόρφωσις (= metamorphosis)	= Verwandlung der Gestalt
metastas...	μετάστασις	= Umstellung, (Aus-)Wanderung
meteor...	μετέωρος	= emporgehoben, hoch in der Luft
...meter,	μέτρον	= Maß
metr(o)...	μήτρα	= Gebärmutter
micro..., mikro...	μικρός	= klein, unbedeutend
migro...	migrare	= (aus)wandern
miliar...	milium, -ii	= Hirsekorn
mill...	mille	= tausend
mim(o)...	μίμημα	= Nachahmung
mio...	/meio...	
mis(o)...	μῖσος	= Haß
miss...	mittere [missum]	= werfen, schicken
mito...	μίτος	= Faden, Kette
mitral...	mitralis	= zweizipflig, einer Mitra (μίτρα = metall. Stirnband) ähnlich
mix...	miscere [mixtum]	= mischen, vereinen
mnem(o)..., ...mnes...	μνήμη (= μνῆστις)	= Gedächtnis
mochl...	μοχλός	= Hebel
mogi...	μόγος	= Mühe, Arbeit
mon(o)...	μόνος	= allein, einzig, einzeln, nur
monstro...	monstrum, -i	= Wahrzeichen, Wundergestalt, Ungeheuer

morbi...

morbi...	morbus, -i	= Krankheit
morph...	μορφή	= Gestalt
morsi...	mordere [morsum]	= beißen
morti...	mors, mortis	= Tod
moto(r)...	motare	= hin und her bewegen (Intensivum von movere [motum] = bewegen)
	motor	= Beweg(end)er
muci..., muco..., muko...	mucus, -i	= (Nasen-)Schleim
multi...	multum	= viel(mals)
muscul..., muskul...	musculus, -i	= Mäuschen, Muskel (Diminutivum von mus, muris = Maus)
myc..., myk...	μύκης, μύκητος	= Pilz
myel...	μυελός	= Mark
myi...	μυῖα	= Fliege
mylo...	μύλη (= μύλος)	= Mühle, Mahlstein
my(o)...	μῦς, μυός	= Maus, Muskel
myring...	μύριγξ, μυρίγγος	= Trommelfell (Verballhornung von μήνιγξ = zarte Haut? Ableitung von μύρον = Salbe?)
myrmek...	μύρμηξ, μύρμηκος	= Ameise
myso...	μύσος	= Abscheu, Ekel
mytho...	μῦθος	= erdichtete Erzählung, Mythos

nom(o)..., ...nom...

myx...	μύξα	= Schleim
myz...	↗myk...	
naev..., näv...	naevus, -i	= Muttermal
nano...	nanus, -i	= Zwerg
narco..., narko...	νάρκη	= Erstarrung, Lähmung
nasc..., nasz...	nasci [natus sum]	= geboren werden, entstehen
naso...	nasus, -i	= Nase
nato...	natus, natus	= Geburt
navicul...	navicula, -ae	= Kahn
necro..., nekro...	νεκρός	= tot, gestorben
nema...	νῆμα	= Faden
ne(o)...	νέος (= novus)	= neu, jung
nephel...	νεφέλη	= Nebel, Finsternis
nephr...	νεφρός	= Niere
nerv...	nervus, -i	= Sehne, Nerv
neuro...	νευρά (= νεῦρον)	= Sehne, Nerv
neutr(o)...	neuter, -tri	= keiner von beiden
nigr...	niger, -gri	= schwarz
niph..., niv...	νιφάς, νιφάδος (= nix, nivis)	= Schnee
noct...	nox, noctis	= Nacht
nodos...	nodosus	= voller Knoten (nodus, -i), knotig
nodul...	nodulus, -i	= kleiner Knoten
nokt...	↗noct...	
noes..., noet...	νόησις	= Wahrnehmen, Denken
nom(o)..., ...nom...	1) νομή	= Weiden; Zerfressen
	2) νόμος	= Ordnung, Regel, Gesetz

noo...

noo...	νόος (= νοῦς)	= Verstand, Vernunft, Sinn
norm(o)...	norma, -ae	= Richtschnur, Regel
noso...	νόσος	= Krankheit
nost(o)...	νόστος	= Heimkehr
nostr...	noster, -tri	= unser
	nostras	= einheimisch
notho...	νόθος	= unehelich, Bastard
noto...	νῶτον (= νῶτος)	= Rücken
noci..., nozi...	nocere [nocitum]	= schaden
	noxius	= schädlich
nucleo..., nukleo...	nucleus, -ei	= (Nuß-)Kern (Diminutivum von nux, nucis = Nuß)
nutri...	nutrire	= ernähren
nykt...	νύξ, νυκτός	= Nacht, Finsternis
nymph...	νύμφα (= νύμφη)	= Braut, junge Frau, Nymphe
nystagm(o)...	νυστάζω	= nicken
...nyxis	νύξις	= Stechen
ob...	ob	= gegen, gegenüber, weg
obduz...	obducere	= gegen etwas führen, ausbreiten
obes...	obesus	= fett
obliqu...	obliquus	= seitlich, schräg, schief
obliter...	oblinere [oblitum]	= beschmieren, zukleben, verstopfen
obsess...	obsidere [obsessum]	= besetzt halten, bedrängen

obstetr...	obstetrix, -tricis	= Hebamme
obstruct...	obstruere [obstructum]	= entgegentürmen, verrammeln
obtur...	obturare [obturatum]	= verstopfen
occlus..., okklus...	occludere [occlusum]	= verschließen
occult...	occultare [occultum]	= verbergen
ochr...	ὠχρός	= blaß, gelb
oculo..., okulo...	oculus, -i	= Auge
odont...	ὀδούς, ὀδόντος	= Zahn
odori..., odoro...	odor, -oris	= Geruch
...odynie...	ὀδύνη	= Schmerz
...ödem...	οἴδημα	= Geschwulst, Beule
oeko..., oiko...	οἶκος	= Haus, Heimat
oen(o)...	οἶνος	= Wein
oeso...	οἴσω	= tragen
oestr...	οἶστρος	= Bremse; Wut, Leidenschaft
...oid...	↑...id	
oiko...	↑oeko...	
ok(k)...	↑oc(c)...	
okzipit...	occipitium	= Hinterhaupt
ole...	ὠλένη	= Ellbogen
oleo...	oleum, -ei	= Öl
olig(o)...	ὀλίγος	= wenig; klein
...om(a)	Suffix ...ωμα	= Geschwulst
omento...	omentum, -i	= Fetthaut, Darmnetz
omni...	omnis	= aller, jeder

om(o)...

om(o)...	1) ὦμος	= Schulter
	2) ὠμός	= roh
omphal...	ὀμφαλός	= Nabel
oneir...	ὄνειρος	= Traum
onio...	ὤνιος	= käuflich
onko...	ὄγκος	= Masse, Schwellung; Haken (vgl. unko...)
onom(ato)..., ...onym	ὄνομα (= ὄνυμα)	= Name
ont(o)...	ὤν, ὄντος	= seiend
onych(o)...	ὄνυξ, ὄνυχος	= Nagel, Kralle
oo...	ᾠόν (= ovum)	= Ei
op..., ...opsia, opt...	ὤψ, ὠπός	= Auge, Angesicht (s.a. opt...)
	ὄψις, ὄψεως	= Sehen, Angesicht, Auge
oper(o)...	opus, operis	= Werk, Tätigkeit
ophio...	ὄφις, ὄφεως	= Schlange
ophryo...	ὀφρύς, ὀφρύος	= Augenbraue
ophthalm...	ὀφθαλμός	= Auge
	ὀφθαλμία	= Augenkrankheit
opisth...	ὄπισθεν	= (von) hinten
opo...	1) ὀπός	= Pflanzensaft
	2) ↑op...	
oppress...	opprimere [oppressum]	= niederdrücken
ops(i)..., ...opsia	↑op...	
opson...	ὀψωνιάζω	= mit Speise, Zukost (ὄψον) versehen
opt..., optico...	opticus	= das Sehen bzw. den Sehnerv betreffend (s.a. op...)

orbito...	orbita, -ae	= Wagengleis, Augenhöhle
orch(id)o...	ὄρχις, ὄρχεως	= Hode
orexi...	ὀρέγω (= ὀρέγνυμι)	= sich strecken, begehren
organo...	ὄργανον	= Werkzeug
orino...	ὀρεινός (= ὄρειος)	= bergig, zum Gebirge (ὄρος) gehörend
ornitho...	ὄρνις, ὄρνιϑος	= Vogel, Huhn
oro...	os, oris	= Mund
or(r)ho...	ὀρ(ρ)ός	= wäßr. Flüssigkeit, Käsewasser, Serum
ortho...	ὀρθός	= aufgerichtet, gerade
oscheo...	ὄσχεον	= Hodensack
oscill...	oscillare	= sich schaukeln
...ose, ...osis	Suffix »Krankheit«	
osm...	1) ὀσμή (= ὀδμή)	= Geruch, Duft
	2) ὠσμός	= Stoß(en)
osphr...	ὄσφρησις	= Geruch(ssinn)
osseo..., ossi..., ost(eo)..., osti...	os, ossis (= ὀστέον, = ὀστοῦν)	= Knochen
ostio...	ostium, -ii	= Tür, Mündung
ostreo...	ostrea, -ae (= ὄστρειον)	= Muschel, Auster
ot(o)...	οὖς, ὠτός	= Ohr
ovi..., ovo...	ovum, ovi	= Ei
oxy...	1) ὀξύς	= scharf, spitz
	2) oxygenium, -ii	= Sauerstoff
	3) ὠκύς	= schnell
oz...	ὄζειν	= riechen, stinken

pachy...

pachy...	παχύς	= dick, fett, stark
pact...	pangere [pepigi, pactum] (= πακτόω)	= festmachen
päd..., paid...	παῖς, παιδός	= Kind
pag...	1) πάγος	= Eis, Frost
	2) παγός (= πηγός)	= fest (s. a. ...pexie)
palaeo...	παλαιός	= alt
palato...	palatum, -i	= Gaumen
pali...	πάλιν	= zurück, entgegen, wiederum
pall...	πάλλω	= schwingen, schütteln
	παλμός	= Pulsschlag
palliat...	palliare [palliatum]	= mit einem Mantel (pallium, -ii) bedecken, lindern
pallid...	pallidus	= bleich
	pallere	= blaß sein
palmo...	palma, -ae	= Palme, flache Hand, Hohlhand (= παλάμη)
palpat...	palpare [palpatum]	= sanft klopfen (Intensivum: palpitare = zucken)
pan..., panto...	πᾶς (πᾶσα, πᾶν)	= ganz, gesamt, jeder, alles
pancreat(o)...	pancreas (= πάγκρεας, -κρέατος)	= Bauchspeicheldrüse (als »ganz fleischiges« Organ: ↑pan..., kreat...)

pedicul...

pannicul...	panniculus	= kleiner Lappen (Diminutivum von pannus)
papillo...	papilla, -ae	= Brustwarze
papulo...	papula, -ae	= Blatter, Pestbeule
par(a)...	παρά	= (da)neben, von (seiten), darüber hinaus, im Unterschied von
...para	parere [partum]	= gebären, hervorbringen
paralyt...	παράλυσις	= Gliederlähmung
parent...	parentes, -um	= Eltern
pariet(o)...	paries, -etis	= Wand, Mauer
parotid...	parotis	= »neben dem Ohr« (↑para..., oto...)
partheno...	παρθένος	= Jungfrau
partial...	pars, partis	= Teil
partur...	parturire	= kreißen (Desiderativum von parere = gebären)
parvi...	parvus	= klein
...pathia, path(o)...	πάθη (= πάθος)	= Leiden
patr...	πατήρ, πατρός (= pater, patris)	= Vater
pausi..., ...pausis	παύω	= beenden
pectoral...	pectus, pectoris	= Brust
ped...	pes, pedis	= Fuß (s. a. pod...)
...pedesis	πήδησις	= Springen, Durcheilen
pedicul...	1) ↑peduncul...	
	2) pediculus, -i	= Laus

peduncul...

peduncul...	pedunculus, -i	= kleiner Fuß
...pege	πηγή (= pege)	= Quelle
pelag...	πέλαγος	= Meer
peliko...	πέλιξ, πέλικος	= Becken (s.a. pelvi...)
peli(o)...	1) ∫pelvio...	
	2) πελιός	= schwarzblau
pell...	πέλλα (= pellis)	= Haut, Fell (Diminutivum: pellicula)
pelo...	1) πέλας	= nah
	2) πηλός	= Ton, Schlamm
pelvi(o)...	pelvis, -is	= Schüssel, Becken
pemphig...	πέμφιξ, πέμφιγος	= Hautblase
...pempsis	πέμψις	= Absendung
	πέμπω	= schicken, ab-, zusenden
...penia	πενία	= Armut
penicill...	penicillus, -i	= Pinsel (Diminutivum von penis, -is = Schwanz, männl. Glied)
pent(a)...	πέντε	= fünf
...pepsie, pepto...	πέψις, πέψεως	= Kochen, Verdauung
	πεπτός	= gekocht
per...	1) per	= durch (...hindurch), vermittels;
	2) πέρ	= ganz, gänzlich, durchaus
perfus...	perfundere [perfusum]	= übergießen, durchströmen
peri...	περί	= ringsum, um ... herum, ungefähr

phaeo...

perineo...	περίνεον (= perineum)	= Damm (als Weichteilgebilde zwischen After u. Genitale)
peristalt...	περισταλτικός	= umfassend (und zusammendrückend)
peritoneo...	peritonaeum (= περιτόναιον)	= Bauchfell
perkuss...	percutere [percussum]	= stoßen, erschüttern
pero...	πηρός	= verstümmelt
peroneo...	περόνη	= Spange, Wadenbein
persekutiv...	persequi [persecutus sum]	= verfolgen
persist...	persistere	= hartnäckig verharren
persuas...	persuadere [persuasum]	= überreden, -zeugen
perzept...	percipere [perceptum]	= empfangen, wahrnehmen
pesti...	pestis, -is	= Seuche, Pest, unheilvolles Geschöpf
...petal	petere [petitum]	= erstreben, eilig hingehen
petri...	petra, -ae (= πέτρα)	= Fels, Stein
petros...	petrosus	= felsig, steinig
...pexie	πῆξις	= Festmachen
phaeno...	φαίνω	= sichtbar machen, leuchten, zum Vorschein kommen
phaeo...	φαιός	= schwärzlich, grau

phag(o)...

phag(o)...	φαγεῖν	= essen, verzehren
phako...	φακός (= φακῆ)	= Linse
phalakro...	φαλακρός	= kahlköpfig
phalang...	φάλαγξ, φάλαγγος	= runder Balken
phallo...	φαλλός	= Holzpfahl, männliches Glied
phanero...	φανερός	= sichtbar, deutlich
pharmako...	φάρμακον	= Heilmittel
pharyng...	φάρυγξ, φάρυγγος	= Schlund, Kehle
phaso...	φάσις	= Erscheinen (= φαίνω), Sprache (= φήμη)
pher(o)...	φέρω (= ferre [latum])	= tragen, sich schnell fortbewegen
...phil	φιλέω	= lieben
...phimosis	φιμόω	= knebeln, fesseln
	φιμός	= Maulkorb
phleb...	φλέψ, φλεβός	= Ader
phleg..., phlog...	φλέγω	= verbrennen, entzünden
	φλέγμα	= Brand; zäher Schleim
phlegmon...	φλεγμονή	= Brand, Entzündung
phlog...	φλόξ, φλογός	= Brand, Hitze
phlykt(en)...	φλύκταινα	= Blase, Blutgeschwür
phob..., ...phob	φόβος	= Furcht, Angst
phoko...	φώκη	= Robbe, Seehund
phon...	1) φωνή	= Stimme, Laut, Sprache
	2) φόνος	= Tötung
phor...	↑phero...	

phosphor(o)...	φωσφόρος	= lichtbringend, Phosphor...
phot...	φῶς, φωτός (= φάος)	= Licht, Helligkeit
...phrasie	φράζω	= kundtun, sagen, denken
phren..., ...phren	φρήν, φρενός	= Zwerchfell, Seele, Verstand
...phraxis	φράσσω	= verstopfen
phryo...	φρῦνος (= φρύνη)	= Kröte
phthir...	φθείρ, φθειρός	= Laus
phthiseo...	φθίσις, φθίσεως	= Auszehrung, Schwindsucht
phylakt..., phylax...	φύλαξ, φύλακος	= Wächter, Hüter
phylo...	φυλή	= Volksstamm, Geschlecht
...phym(a)	φῦμα	= Gewächs, Wucherung
phys(o)...	φυσάω	= blasen, hauchen, aufblähen
physio...	φύσις, φύσεως	= Natur, natürl. Beschaffenheit
physiko...	φυσικός	= die Natur betreffend
phyt(o)...	φυτόν	= Gewächs, Pflanze
piar...	πῖαρ	= Fett (↑pio...)
pigmento...	pigmentum, -i	= Farbe
pikro...	πικρός	= scharf, bitter
pilo...	pilus, -i	= Haar
ping...	pinguis	= fett
pino...	πίνω	= trinken
pio...	πίων (πῖον)	= fett

piri..., piro...

piri..., piro...	pirum, -i	= Birne
pithek...	πίθηκος	= Affe
pituit...	pituita, -ae	= Schleim (als vermeintl. Hypophysensekret)
pityr...	πίτυρα	= Kleie
placent..., plazent...	placenta, -ae	= Kuchen
plagio...	πλάγιος	= seitlich, quer, schräg
plako...	πλάξ, πλακός	= Platte, Fläche
plano...	planus	= eben, flach
	planum, -i	= Ebene
plant...	planta, -ae	= Setzling; (Fuß-)Sohle
plasmo...	πλάσμα	= Geformtes, Gebildetes (s.a. plast...)
plas(t)...	πλάσσω	= formen, bilden
platy...	πλατύς	= platt, weit, breit
...plegia	πληγή	= Schlag, Wunde (s.a. pless...)
ple(i)o...	πλείων	= mehr (Komparativ von πολύς)
plero...	πλήρης	= voll(ständig)
plesio...	πλησίος	= nahe
plessi..., plex...	πλήσσω	= schlagen, verwunden, erschüttern (s.a. ...plegia)
pleth...	πλῆθος	= Fülle
pleur(o)...	πλευρά	= Seite (des Leibes), Weichen

porto...

plex...	1) plectere [plexum] 2) ⨍ plessi...	= flechten
...ploid	...πλόος (= ...plus), ⨍ ...id	= »-fach«
plumb...	plumbum, -i	= Blei
pluri...	plures	= viele, zahlreiche
pneu(m)...,	πνεῦμα	= Hauch, Atem
...pnoe...	πνεύμων	= Lunge
pod...	πούς, ποδός	= Fuß, Bein
...poese	ποίησις	= Tun, Hervorbringen
poikilo...	ποικίλος	= bunt
polio...	πολιός	= grau
pollakis...	πολλάκις	= oft
pollut...	polluere [pollutum]	= besudeln
polo...	πόλος (= polus, -i)	= Pol
poly...	πολύς	= viel, groß, zahlreich
polypo...	πολύπους	= vielfüßig; Meerespolyp
pondero...	pondus, -eris	= Gewicht
pono...	πόνος	= Arbeit, Mühe
ponto...	pons, -tis	= Brücke
porio...	πορεία	= Wanderung
porno...	πορνεία	= Unzucht
poro...	πόρος (= porus)	= Durchgang, Weg
porph(yr)o...	πορφύρα	= Purpur
porro...	πόρρω	= weit(er hin), vorwärts, fern von
porto...	porta, -ae	= Pforte

posit...

posit...	ponere [positum]	= setzen, legen, stellen
	positio, -onis	= Stellung
post...	post	= (hinten)nach, später, hinter
posth(i)o...	πόσθιον (= πόσθη)	= Vorhaut
poto...	ποτόν (= potus, -us)	= Trank, Trinken
	potare	= viel trinken
prae...	prae	= vor
praecipit...	praecipitare [praecipitatum]	= jählings hinabstürzen
prag..., prax...	πρᾶγμα (= πρᾶξις)	= Tätigkeit
presby...	πρέσβυς	= alt
presso...	premere [pressum]	= drücken
	pressus, -us	= Druck
primi...	primus	= erster
...priv	privare [privatum]	= berauben
pro...	pro	= vor, für, gemäß
	πρό	= vor(an), vorher, anstatt
prodrom...	prodromus, -i (= πρόδρομος)	= Vorläufer, Bote
prognost...	προγιγνώσκω	= vorzeitig erkennen
progress...	progredi [progressus sum]	= vorwärtsschreiten
prokto...	πρωκτός	= After, Steiß
prokurs...	procurrere [procursum]	= vorlaufen, vorwärtsstürzen
proprio...	proprius	= ausschließlich, eigen
propuls...	propellere [propulsum]	= vorwärtstreiben

ptom..., ptos..., ptot...

pros...	πρός	= von ... her, vor, neben
...prosexie	πρόσεξις	= Aufmerksamkeit
proso...	πρόσω (= πόρρω)	= weit, fern von
prosop...	πρόσωπον	= Gesicht, Antlitz
prostat...	προστάτης	= Vorsteher
prosth...	πρόσθεν	= vorn, vorher
prosthes..., prothet...	πρόσθεσις	= Hinzufügen, Zusatz, Vorsetzung
proto...	πρῶτος	= erster
psali...	ψαλίς, ψαλίδος	= Schere
psamm(o)...	ψάμμος	= Sand
psathyr...	ψαθυρός	= weich, zerbrechlich
psell...	ψελλός	= stammelnd, stotternd
pseud...	ψευδής	= täuschend, unwahr, irrig
psil...	ψιλός	= kahl
psittak...	ψίττακος	= Papagei
psoas...	ψόα, ψόας	= Lende(ngegend)
psor...	ψώρα	= Krätze
psych...	ψυχή	= Seele, Gemüt
psychro...	ψυχρός	= kühl, kalt, frostig
ptarm...	πταρμός	= Niesen
ptern...	πτέρνα	= Ferse
pter(o)..., pterygo...	πτερόν, πτέρυξ, πτέρυγος	= Feder, Flügel / = Flügel
ptilo...	πτίλον	= (Flaum-)Feder
...ptoe, pty(s)...	πτύω	= speien, spucken
	πτύσμα	= Speichel
ptom..., ptos..., ptot...	πτῶμα	= Sturz, Gefallenes, Leichnam
	πτῶσις	= Fallen, Sturz

pty...

pty...	↑...ptoe	
ptyx...	πτύξις	= in Falten legen
pub(eo)...	pubes, -is	= Scham(haare, -gegend)
pubert..., pubesz...	pubes, puberis pubescere	= mannbar = behaart oder mannbar werden
pudend...	pudere	= sich schämen
pulm...	pulmo, -onis	= Lunge
pulp...	pulpa, -ae	= festes Fleisch
puls...	pulsare	= heftig schlagen (Intensivum zu pellere [pulsum] = stoßen, in Bewegung setzen)
	pulsus, -us	= Stoß, Schlag
punct..., punkt...	pungere [punctum]	= stechen
	punctum, -i	= Stich
pupill...	pupilla, -ae	= Püppchen
purg...	purgare	= reinigen, abführen
puri...	pus, puris	= Eiter
putri...	puter (= putris)	= faulig
pyel...	πύελος	= Trog, Becken
pyg...	πυγή	= Steiß
pykn(o)...	πυκνός	= dicht(gedrängt), fest
pyl(e)...	πύλη	= Tor, Tür, Pforte
pylor...	πυλωρός	= Wächter, Torhüter
py(o)...	πυός	= Biestmilch; Eiter
pyramid(o)...	πυραμίς, πυραμίδος	= Pyramide
pyreto...	πυρετός	= Feuerglut, Fieberhitze

rect..., rekt...

pyr(o)...	πῦρ, πυρός	= Feuer
pyrgo...	πύργος	= Turm
quadrant...	quadrans, -antis	= vierter Teil
quadri...	quadra, -ae	= Viereck
	quattuor	= vier
quart...	quartus	= vierter
quint...	quintus...	= fünfter
racem...	racemus, -i	= Traube, Beere
rachi..., rhachi...	ῥάχις, ῥάχεως	= Rückgrat, Rücken
radiko...	radix, radicis	= Wurzel
radikulo...	radicula, -ae	= Würzelchen (Diminutivum von radix)
radio...	radius, -ii	= Stab, Strahl
rami...	ramus, -i	= Zweig, Ast
raph..., rhaph...	ῥαφή	= Naht
rapt...	rapere [raptum]	= an sich reißen, fortschleppen
ras...	radere [rasum]	= (ab)kratzen, schaben, rasieren
rauc...	raucus	= heiser
razem...	↗racem...	
re...	re	= zurück, entgegen, wieder, erneut
reakt...	↗re...; agere [actum]	= tun, handeln
recess...	recedere	= zurückweichen, sich zurückziehen
recid..., rezid...	recidere	= zurückfallen
rect..., rekt...	rectus	= gerade

81

recurr...

recurr...	recurrere [recursum]	= zurücklaufen, wiederkehren
recurv...	recurvare [recurvatum]	= zurückkrümmen
reduct...	reducere [reductum]	= zurückführen, absehen von...
reflect..., reflekt..., reflex...	reflectere [reflexum]	= zurückbiegen
refluc..., reflux...	refluere [refluxi]	= zurückfließen
refract..., refrakt...	1) refringere [refractum]	= (auf)brechen; hemmen
	2) refragi	= widerstreben
rejekt...	reicere [reiectum]	= zurückwerfen, abweisen
rekurr...	↗ recurr...	
rekurv...	↗ recurv...	
relax...	relaxare	= erweitern, lockern
remiss..., remitt...	remittere [remissum]	= zurückschicken, nachlassen
reno...	ren, renis	= Niere
repell...	repellere [repulsum]	= zurücktreiben
repress...	reprimere [repressum]	= zurückdrängen, dämpfen
resect...	resecare [resectum]	= abschneiden
resist...	resistere	= widerstehen
resolv...	resolvere [resolutum]	= (wieder) auflösen
respir...	respirare	= ausatmen, Atem holen
retent...	retinere [retentum]	= zurück-, festhalten

rhytid...

reticul(o)...	reticulum, -i	= kleines Netz (Diminutivum von rete, retis)
retrakt...	retrahere [retractum]	= zurückziehen
retro...	retro	= zurück, nach hinten, rückwärts (auch i.S. von vorher)
revers..., revert...	reversio, -onis	= Um-, Rückkehr
rezid...	↑recid...	
rhabdo...	ῥάβδος	= Rute, Stab
rhachi...	↑rachi...	
rhag...	ῥήγνυμι	= (zer)brechen, losbrechen lassen
rhaph...	↑raph...	
rheg..., rhex...	↑rhag...	
rheum...	↑...rhoea	
rhench..., rhonch...	ῥέγχω ῥόγχος	= schnarchen = Schnarchen
rhin...	ῥίς, ῥινός	= Nase
rhiz...	ῥίζα	= Wurzel
rhodo...	ῥόδεος (= ῥοδόεις)	= rosig, Rosen...
...rhoe(a), ...rhö, rheum...	ῥεῦμα	= Fließen
	ῥέω	= fließen
rhus...	ῥοῦς, ῥοός	= Fließen (s.a. ...rhoea)
rhynch...	ῥύγχος	= Schnauze, Rüssel
rhyp...	ῥύπος	= Schmutz
rhythmo...	ῥυθμός	= Takt
rhytid...	ῥυτίς, ῥυτίδος	= Falte, Runzel

robor...

robor...	roborare	= stärken
	robur, roboris	= Kraft
rosaz...	rosaceus	= rosenfarben
rubeo...,	rubere	= rot sein
rubro...	ruber, -bri	= rot, gerötet
rupt...	rumpere [ruptum]	= zerbrechen, zerreißen
rutil...	rutilus	= rötlich, hellrot
sacchar...	σάκχαρον	= Zucker
sakr(o)...	sacer (sacra, sacrum)	= heilig
sakto...	σακτός	= vollgestopft
saliv...	saliva, -ae	= Speichel
salo...	sal, salis	= Salz
salpingo...	σάλπιγξ, σάλπιγγος	= Trompete
salt...	saltare	= tanzen, hüpfen (Intensivum von salire = springen, hüpfen)
sanguin...	sanguis, -inis	= Blut
sapro...	σαπρός	= faulig, verdorben
sarko...	σάρξ, σαρκός	= Fleisch(substanz)
sc...	s.a. sk...	
schis(t)..., schizo...	σχίσις σχίζω	= Spaltung = spalten
scintill...	scintilla, -ae	= Funke
scuti...	scutum, -i	= Schild (Diminutivum: scutellum)
sebo...	sebum, -i	= Talg
sect...	secare [sectum]	= schneiden
secundi...	secundus	= zweiter

segment...	segmentum, -i	= Abschnitt
segreg...	segregare	= absondern
seism...	σεισμός	= Erschütterung
sekreto...	secernere [secretum]	= absondern
select...	seligere [selectum]	= auswählen
selen(o)...	σελήνη	= Mond
semant...	σημαίνω	= ein Zeichen geben
semi...	semi...	= halb
semin(i)...	semen, seminis	= Same
semio...	σημεῖον (= σῆμα)	= Zeichen
sen(io)...	senex, senis	= alt,. Greis
	senium, -ii	= Alter
sens...	sentire [sensum]	= fühlen, empfinden
	sensus, -us	= Sinn, Gefühl, Empfindung
sepso..., septiko...	σῆψις, σήψεως	= Fäulnis
	septicus	= Fäulnis...
septi...	septimus	= siebenter
	septem	= sieben
septo...	s(a)eptum, -i	= Zaun, Schranken
sequent...	sequi [secutus sum]	= (nach)folgen
sequestr...	sequester, -tri(s)	= mitfolgend (↑sequent...)
sero...	serum, -i	= Molke, Blutwasser
sert...	serere [sertum]	= zusammenfügen, verknüpfen
serp...	serpere	= kriechen
sexo...	sexus, -us	= Geschlecht
sext...	sextus	= sechster
sezern...	↑sekreto...	

sial...

sial...	σίαλον	= Speichel
sicc...	siccus	= trocken
	siccare [siccatum]	= trocknen
sidero...	σίδηρος	= Eisen, Stahl
sigma..., sigmoid...	σίγμα; ſ...id	= »S« des griech. Alphabets
sign...	signum, -i	= Zeichen
simil...	similis	= ähnlich, gleich(artig)
sinistr...	sinister, -tri	= linker
sino..., sinu...	sinus, -us	= Krümmung, Busen, Bucht
siphono...	σίφων, σίφωνος	= (Abzugs-)Röhre
sist...	sistere [statum]	= (sich) hinstellen, zum Stehen bringen bzw. kommen
siti..., sito...	1) sitis, -is	= Durst, Begierde
	2) σῖτος (= σιτίον)	= Getreide, Nahrung
skabio...	scabies, scabiei	= Rauhigkeit, Krätze
skaleno...	σκαληνός	= schräg, schief
skalo...	scalae, -arum	= Treppe
skalp...	scalpere [scalptum]	= kratzen, (ein)schneiden
	scalpellum, -i	= kleines Messer, Lanzette
skand...	scandere	= (Treppen) steigen; taktmäßig betonend sprechen
skaph...	σκάφη (= σκάφος = scapha)	= Schiff, Kahn
skapulo...	scapula, -ae	= Schulterblatt
skato...	σκῶρ, σκατός	= Kot

solu..., solv...

skarif...	scarif<u>a</u>re (= σκαριφάω)	= (auf)ritzen
...skel	σκέλος	= Schenkel, Bein
skeleto...	σκελετός	= Gerippe, ausgetrocknet (von σκέλλω)
skept...	1) σκεπάω	= bedecken, beschützen
	2) σκέψις	= Betrachtung, Prüfung (s.a. skop...)
skio...	σκία (σκιή)	= Schatten
skirr..., szirr...	↑cirrh...	
skler...	σκληρός	= hart
skoleko...	σκώληξ, σκώληκος	= Wurm, Faden
skolio...	σκολιός	= krumm
skop(t)...	σκοπέω	= betrachten, untersuchen
	σκοπιά	= Spähen, Umblick
skor...	↑skato...	
skot...	σκότος	= Dunkelheit
skrib..., skript...	scr<u>i</u>bere [scr<u>i</u>ptum]	= schreiben
skroful...	scr<u>o</u>fula, -ae	= Ferkel (Diminutivum von scr<u>o</u>fa = Mutterschwein), Halsdrüse(nschwellung)
skroto...	scr<u>o</u>tum, -i	= Hodensack
smegmo...	σμήγμα	= Schmieren
solar...	sol<u>a</u>ris	= zur Sonne (s<u>o</u>l, s<u>o</u>lis) gehörig
solidar...	s<u>o</u>lidus	= dicht, fest
solu..., solv...	s<u>o</u>lvere [sol<u>u</u>tum]	= (auf)lösen, beendigen

som(at)...

som(at)...	σῶμα, σώματος	= Körper, Leib
somn...	somnium, -ii	= Traum
	somnus, -i	= Schlaf
sono...	sonare	= tönen, (er)schallen
	sonus, -i	= Laut, Ton, Klang
sorb..., sorp...	sorbere	= (ein)schlürfen, verschlingen
sosio...	σῶς	= gesund
sozio...	socius	= gemeinschaftlich
	socius, -ii	= Gefährte
spasmo..., spast...	σπασμός	= Zuckung, Krampf (= σπάσμα), krampfartig (von σπάω = zerren)
spec(t)...	specere [spectum]	= schauen, sehen (Intensivum: spectare)
spectr...	spectrum, -i	= Bild (in der Seele), Vorstellung
speleo...	σπήλαιον (= σπῆλυγξ = spelunca)	= Höhle
sperm...	σπέρμα, σπέρματος	= Same, Saat
sphär...	σφαῖρα	= Ball, Kugel
sphag...	σφαγή	= Schlachten, Kehle (als Ort des Schlachteingriffs)
sphakel...	σφάκελος	= Krampf, Zuckung, Wundbrand
spheno...	σφήν, σφηνός	= Keil
sphing..., sphinktero...	σφίγγω	= schnüren
	σφιγκτήρ	= Schnur

sterno...

sphygmo...,	σφυγμός	= Puls
sphyx...	σφύζω	= pochen, pulsieren
sphyr...	σφῦρα	= Hammer
spil...	σπίλος	= Schmutz
spino...	spina, -ae	= Dorn, Stachel
spinthar..., spinther...	σπινθήρ, σπινθῆρος	= Funke
spir...	spirare	= hauchen, atmen
splanch...	σπλάγχνον	= Eingeweide
splen(o)	σπλήν, σπληνός	= Milz
spodo...	σποδός	= Asche
spondyl...	σπόνδυλος (= σπονδύλιος)	= Wirbelknochen
spongio...	σπογγιά (= spongia)	= Schwamm
spori..., sporo...	σπόρος	= Säen, Same
	σποραδικός	= versät, verstreut
squam...	squama, -ae	= Schuppe
stanno...	stannum, -i	= Werkblei, Zinn
stapedo...	stapes, stapedis	= Steigbügel
staphyl...	σταφυλή	= (Wein-)Traube
stasi...	στάσις, στάσεως	= Stehen, Stillstehen
stat(o)...	stare	= stehen, zum Stehen kommen
	στατός	= stehend
steat...	στέαρ, στέατος	= Talg, Fett
stego...	στέγη	= Decke, Dach
steno...	στενός	= eng, schmal
stephano...	στέφανος	= Stirnband, Kranz
sterk...	stercus, -oris	= Kot, Mist
stereo...	στερεός	= hart, fest, kräftig
...sterese	στερέω	= berauben, entziehen
sterno...	στέρνον	= Brust(bein)
	sternum, -i	= Brustbein

stetho...

stetho...	στῆθος	= Brust, Herz
sthen...	σθένος	= Kraft, Stärke
...stich...	στίχος (= στίξ, στιχός)	= Reihe, Linie
stigmat...	στίγμα, στίγματος (= stigma, stigmatis)	= Stich, (Brand-)Mal
stimul...	stimulus, -i	= Stachel, Antrieb
...stole	στέλλω	= senden, in Bewegung setzen
stomach...	στόμαχος	= Magen, Mündung
stom(at)...	στόμα, στόματος	= Mund, Mündung
strab...	στραβίζω	= schielen
strangul...	strangulare [strangulatum]	= würgen, quälen
strati...	sternere [stratum]	= hinbreiten
	stratum, -i	= Schicht, Decke
streph...	στρέφω	= drehen, wenden
strept...	στρεπτός	= gewunden; Halskette
stri(at)o...	striatus	= gestreift, mit Streifen oder Riefen (striae) versehen
strict...	stringere [strictum]	= straff anziehen, schnüren
strobo...	στρόβος	= Wirbel
...stroma	στρῶμα	= Lager(stätte), Streu
stroph...	ƒ streph...	
strumi...	struma, -ae	= Drüsenschwellung, Geschwulst
stylo...	στύλος	= Säule, Pfeiler, Schreibgriffel
stypt...	στύφω	= zusammenziehen, dicht-, festmachen (Subst. = στύψις)

syringo...

sub...	sub	= unter, unterhalb, während
sudori...	sudor, sudoris	= Schweiß
	sudare	= (aus)schwitzen
	sudatum	= Ausgeschwitztes
suggest...	suggerere [suggestum]	= beifügen, zutragen
sukzess...	succedere [successum]	= unter etwas treten, nachfolgen
sulf...	sulphur (= sulpur), -uris	= Schwefel
super...	super	= oben, darüber, über ... hinaus
supin...	supinare	= rückwärts beugen, nach oben kehren
suppur...	suppurare [suppuratum]	= forteitern
supra...	supra	= oberhalb, oben, darüber hinaus
suspens...	suspendere [suspensum]	= aufhängen
sychn...	συχνός	= häufig, viel
syco...	σῦκον	= Feige, Warze
syll..., sym..., syn...	σύν	= zusammen, zugleich, mit
symphys...	συμφύω	= zusammenwachsen
symptomat...	σύμπτωμα	= Zufall, Eigenschaft
synapt...	συνάπτω	= vereinigen
syndesmo...	σύνδεσμος	= Band
syndrom(at)o...	συνδρομή	= Zusammenlaufen, -strömen
synech...	συνέχω	= zusammenhalten
syringo...	σῦριγξ, σύριγγος	= Röhre

systol...

systol...	συστολή	= Zusammenziehung
szeno...	σκηνή	= Zelt, Bühne, Theater
szelero...	scelus, sceleris	= Verbrechen
szinti...	↑scintill...	
szirr...	↑skirr...	
tabo...	tabes, -is	= Fäulnis, Schwindsucht
tachi..., tacho..., tachy...	ταχύς	= schnell
taenio...	ταινία	= Band
talo...	talus, -i	= Fußknöchel, Würfel
tapeto...	tapetum (= tapes, -etis)	= Teppich, Decke
tapho...	τάφος	= Bestattung, Grab
tarakt...	ταραχή (= τάραχος)	= Verwirrung, Unruhe
tard...	tardus	= langsam
tarso...	ταρσός	= Fußblatt, Sohle
	tarsus, -i	= Fußwurzel
tauro...	ταῦρος	= Stier, Ochse
tauto...	ταυτά	= auf dieselbe Weise
taxo...	τάξις, -εως	= Anordnung, Ordnung
teicho...	τεῖχος	= Mauer, Damm
tekto...	tectum, -i	= Dach
tele..., telo...	1) τῆλε	= in der Ferne, fern
	2) τέλος	= Ende, Ziel
temporo...	tempora, -orum	= Schläfen
ten(o)..., tend(o)...	τένων, τένοντος (= tendo, -inis)	= Sehne
tens...	tendere [tentum = tensum]	= (an)spannen

...thrix

tephro...	τέφρα	= Asche
terato...	τέρας, τέρατος	= Wunder, Ungeheuer
tereti...	teres, teretis	= rund
tergo...	tergum, -i	= Rücken
term(in)o...	terminus, -i	= Grenze, Ende
	τέρμων (= τέρμα)	= Ende
terti...	tertius	= dritter
testo...	testis, -is	= Hode
tetano...	τέτανος	= Spannung
tetra...	τετρα...	= »vier...« (τέσσαρες = τέσσαρα)
thalam...	θάλαμος	= Wohnung, Gemach
thalass...	θάλασσα	= Meer
thanat...	θάνατος	= Tod
thaumat...	θαῦμα	= Wunder
thek...	θήκη (= theca)	= Behältnis, Kasten
...thel	θηλή	= Brustwarze, Papille, papilläre Schicht
thely...	θῆλυς	= weiblich, weibisch
theo...	θεός	= Gott, göttliches Wesen
therap...	θεραπεία	= Bedienung, Behandlung
therm...	θερμός	= heiß
thes...	θέσις	= Setzen, Stellen, Legen
thesaur...	θησαυρός	= Vorrats-, Schatzkammer
thigmo...	θίγμα (= θίξις)	= Berührung
thio...	θεῖον	= Schwefel
thorak(o)...	θώραξ, θώρακος	= Brustkasten
...thrix	θρίξ, τριχός	= Haar

thromb...

thromb...	θρόμβος	= geronnene Masse, Klumpen
thym...	θυμός	= Seele, Gemüt
	thymus, -i	= Bries
thyr(e)o...	θυρεός	= Türstein, Schild
thysano...	θύσανος	= Troddel, Quaste
tibio...	tibia, -ae	= Flöte, Schienbein
tillo...	τίλλω	= rupfen, ausraufen
tinkt...	tingere [tinctum]	= befeuchten, bestreichen, färben
titill...	titillare	= kitzeln, reizen
toko...	τόκος	= Geburt
tomo...	τομή	= Schnitt, Schneiden
ton(o)...	τόνος	= Spannung, (Spann-)Kraft, Ton
tonsillo...	tonsilla, -ae	= Mandel, Speicheldrüse
tonsur...	tondere [tonsum]	= scheren
top...	τόπος	= Ort, Stelle
torp...	torpere	= erstarrt sein, betäubt sein
tors...	torquere [torsi, tortum]	= (ver)drehen, verrenken
tox(ik)...	τοξικός	= zum Bogen gehörig
	τόξον	= Bogen, Pfeil(gift)
trabekel...	trabecula, -ae	= Bälkchen (Diminutivum von trabs, trabis)
trach(eo)...	τραχύς (τραχεῖα)	= rauh
tracto...	trahere [tractum]	= ziehen
	tractus, -us	= Zug, Streifen
trajekt...	traicere [traiectum]	= hinüberbringen
tranquill...	tranquillare	= beruhigen

trypan...

trans...	trans	= jenseits, über
transfus...	transfundere [transfusum]	= übertragen, hinübergießen
transvers...	transversus	= schräg, quer(liegend)
trapez...	τράπεζα	= Tisch, Platte
traumato...	τραῦμα, τραύματος	= Verletzung, Wunde
tremo...	tremor, -oris	= Zittern
trep..., trop...	τρέπω	= wenden
	τρόπος (= τροπή)	= Wendung
treph..., troph...	τρέφω	= ernähren
	τροφή	= Ernährung, Nahrung
tri...	tres, tria (= τρεῖς, τρία)	= drei
trib...	1) tribuere [tributum]	= einteilen
	2) τρίβω	= reiben, zerreiben (s.a. ...tritus)
tricho...	↑...thrix	
trigemino...	trigeminus	= dreiwüchsig, Drillings...
triplo...	triplex, -icis (= triplus)	= dreifach
trit...	τρίτος	= dritter
...tritus	terere [tritum] (= τείρω)	= (zer)reiben
troch(l)...	τροχαλία	= Winde, Rolle
...trop	↑trep...	
...troph	↑treph...	
trunco...	truncus, -i	= Stamm, Rumpf
trus...	trudere [trusum]	= stoßen, drängen
trypan...	τρυπάω	= (durch)bohren
	τρύπανον	= Drillbohrer

trypt...

trypt...	τρύω	= aufreiben
tuberculo...	tuberculum, -i	= kleiner Höcker (Diminutivum von tuber, -eris = Auswuchs, Buckel)
tubo...	tuba, -ae	= Trompete, Röhre
tubulo...	tubulus, -i	= kleine Röhre
tumesc...	tumere	= strotzen, geschwollen sein
	tumescere	= anschwellen
	tumor, -oris	= Schwellung, Geschwulst
turbid...	turbidus	= unruhig, trübe
turbin...	turbo, -inis	= Wirbel, Kreisel
turg(o)...	turgere	= geschwollen sein
turri...	turris, -is	= Turm
tussi...	tussis, -is	= Husten
tyl...	τύλος	= Wulst, Schwiele
tympano...	τύμπανον	= Handpauke
...typ	τύπος	= Schlag, Gepräge, Vorbild
	typus, -i	= Figur
typhl...	τυφλός	= blind
typho...	τῦφος	= Rauch, Dunst
tyro...	τυρός	= Käse
ul...	1) οὐλή	= Narbe
	2) οὖλον	= Zahnfleisch
	3) οὖλος	= wollig
ulno...	ulna, -ae	= Elle
ultimo...	ultimus	= äußerster, entferntester

valvulo...

ultra...	ultra	= weiter hinaus, über ... hinaus
ulzero...	ulcus, -eris	= Geschwür
umbilic...	umbilicus, -i	= Nabel
ungui...	unguis, -is	= Nagel, Kralle
uni...	unus	= ein(er), einziger
unko...	uncus, -i	= Haken, Klammer (vgl. onko...)
unzin...	uncinatus	= hakenförmig
urano...	οὐρανός	= Himmel(sgewölbe)
uretero...	οὐρητήρ	= Harngang
urethro...	οὐρήθρα	= Harngang, -röhre
ur(o)...	οὖρον (= urina, -ae)	= Harn
urtic...	urtica, -ae	= Brennessel
utero...	uterus, -i	= Unterleib, Mutterleib, Gebärmutter (Diminutivum: utriculus)
uveo...	1) uva, -ae	= (Wein-)Traube
	2) uvere	= angefeuchtet oder feucht sein
uvul...	uvula, -ae	= kleine Traube
vacc..., vakz...	vacca, -ae	= Kuh
vagin...	vagina, -ae	= Scheide
vago...	vagus	= umherschweifend
vakuo...	vacuare	= leeren
	vacuus	= leer
valgi...	valgus	= krumm
valvulo...	valvula, -ae	= kleine Flügel- oder Klapptür (Dimin. von valva, -ae)

varic...

varic...	varix, -icis	= Krampfader
vario...	varius	= verschieden, bunt
vas...	vas, vasis	= Gefäß (Diminutivum: vasculum, -i)
vect...	vehere [vectum]	= führen, tragen
velo...	velum, -i	= Segel
venero...	venus, -eris	= Liebe(sgunst)
veno...	vena, -ae	= (Blut)ader
ventri...	venter, -tris	= Bauch, Magen (Diminutivum: ventriculus, -i)
vermi...	vermis, -is	= Wurm
verruci...	verruca, -ae	= Warze
vers...	vertere [versum]	= wenden, drehen
vertebro...	vertebra, -ae	= Gelenk, Wirbelknochen
vesico...	vesica, -ae	= Harnblase, Blatter
vesicul...	vesicula, -ae	= Bläschen
vestibul...	vestibulum, -i	= Vorhalle
vibr...	vibrare	= schwingen, zittern (machen)
video...	videre [visum]	= sehen, erblicken
vigil...	vigilare	= wachen, wach sein
vigori...	vigor, -oris	= Frische, Vollkraft
virgin...	virgo, -inis	= Jungfrau
virid...	viridis, viride	= grün, frisch
viril...	virilis	= männlich, dem Manne (vir, viri) zukommend
viro...	virus, -i	= Schleim, Gift(stoff)
viscer...	viscus, -eris	= Eingeweide
visko...	viscum, -i	= Mistel, Vogelleim

visu…	visus, -us / video…	= Sehen, Anblick
vita(l)…	vita, -ae	= Leben
	vitalis	= belebend, Lebens…
vitello…	vitellus, -i	= Kälbchen, Eidotter
vitro…	vitrum, -i	= Glas
vivi…	vivus	= lebend
vocal…	vocalis	= die Stimme (vox, vocis) betreffend
volum…	volumen, -inis	= Eingerolltes, Inhalt
volv…	volvere [volutum]	= wälzen, rollen, im Wirbel drehen
vomit…	vomere [vomitum]	= sich erbrechen
vulner…	vulnus, -eris	= Wunde
vulvo…	volva, -ae	= Gebärmutter
	vulva, -ae	= weibl. Scham
xanth…	ξανθός	= gelb
xen…	ξένος	= fremd(artig)
xero…	ξερός (= ξηρός)	= trocken
xiph…	ξίφος	= Schwert
z…	s. a. c…, k…	
zebo…, kebo…	κῆβος	= Schwanzaffe
zön…	κοινός	= gemeinschaftlich, allgemein
zon…	ζωνή (= zona)	= Gürtel (Diminutivum: zonula)
zoo…	ζώω (= ζάω)	= leben
zyano…	κυάνεος	= stahlblau
zygo…	ζυγός (= ζυγόν)	= Joch
zyklo…	κύκλος	= Kreis, Ring
zym…	ζύμη	= Sauerteig

Die Zwei,
die man immer braucht

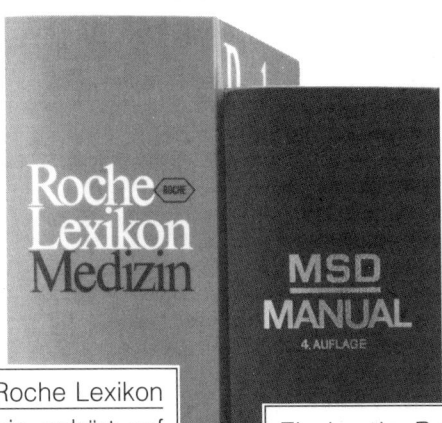

Das Roche Lexikon Medizin gehört auf jeden Schreibtisch

- Über 60.000 Stichwörter
- 2.062 Seiten
- 1.700 teils vollfarbige Abbildungen
- 37.000 Stichwörter in englischer Übersetzung
- Viele Sonderteile und, und, und

nur DM 68,–

Einzigartig: Das neue MSD-Manual der Diagnostik und Therapie

- Jetzt in 4. Auflage
- Über 1.700 Krankheitsbilder systematisch beschrieben
- 3.060 Seiten
- Gestanztes Daumenregister

nur DM 98,–

Neues von U&S

Lehrbücher und Atlanten

Berchtold / Hamelmann / Peiper (Hrsg.)
Chirurgie
2., überarbeitete und erweiterte Auflage. 1990. Ca. 832 Seiten, ca. 580 Abbildungen, 100 Tabellen und 111 Praxisfragen.
Kunststoffeinband. DM 128,-
ISBN 3-541-11602-1

Nach dem großen Erfolg der ersten Auflage wurde in der neuen Auflage der Stoff des chirurgischen Fachgebietes und das reichliche Abbildungsmaterial aktualisiert, verbessert und ergänzt. Neu aufgenommen wurde ein Hinweisindex zum Gegenstandskatalog 3 und 4.

Lippert
Lehrbuch Anatomie
2., neubearbeitete und erweiterte Auflage. 1990. Ca. 830 Seiten, 811 meist mehrfarbige Abbildungen und 54 Tabellen.
Kunststoffeinband. DM 98,-
ISBN 3-541-10062-1

Dieses Lehrbuch beschreibt die Anatomie nach dem Gegenstandskatalog unter Berücksichtigung der für den künftigen Arzt wesentlichen Fakten. Breiten Raum nehmen die klinischen Bezüge ein.

Larsen
Anästhesie
3., überarbeitete und erweiterte Auflage. 1990. 936 Seiten, ca. 450 Abbildungen. Kunststoffeinband. DM 158,-
ISBN 3-541-11003-1

Wesentlich überarbeitet vermittelt die 3. Auflage dieses erfolgreichen Standardwerkes gesicherte Grundlagen und anerkannte Methoden der allgemeinen und speziellen Anästhesie. Ein praktischer Leitfaden für den Anfänger und ein Nachschlagewerk für den Erfahrenen.

Zeeck / Krone / Eick / Schröder
Chemie für Mediziner
1990. Ca. 380 Seiten, ca. 87 Abbildungen, ca. 49 Tabellen.
Broschur. DM 48,-
ISBN 3-541-13911-0

Um mit diesem Buch zu lernen, sind keine chemischen Grundkenntnisse erforderlich. Es beginnt bei 'Null'. Der Aufbau der Materie, das Wesen chemischer Bindungen und die Eigenschaften von Systemen werden behandelt. Häufig sind Beispiele aus dem klinischen Alltag eingefügt, der GKS wird berücksichtigt.

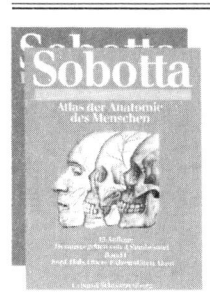

Sobotta
Atlas der Anatomie des Menschen
Hrsg. v. J. Staubesand, Freiburg. 19., überarb. und erweit. Auflage 1988.

Band 1: Kopf, Hals, Obere Extremität, Haut
1988. 415 S., 672 meist farbige Abb. Kunststoffeinband. DM 120,-
ISBN 3-541-02819-X

Band 2: Brust, Bauch, Becken, Untere Extremität
1988. 379 S., 604 meist farbige Abb. Kunststoffeinband. DM 120,-
ISBN 3-541-02829-7

Rassner
Dermatologie
Lehrbuch und Atlas
3., erweiterte Auflage, 1990. 381 Seiten, 341 meist farbige Abbildungen, Kunststoffeinband.
DM 78,-
ISBN 3-541-08373-5

Bei der Neukonzeption dieses Werkes wurde der Atlas um einen Lehrbuchteil ergänzt, der auch den Gegenstandskatalog berücksichtigt. Der Text enthält präzise Erläuterungen zu den Abbildungen, zahlreiche Hinweise zum Verständnis und differentialdiagnostische Überlegungen. Für das bessere Lernen wurden die Abbildungen in den Text eingestreut. Die Abbildungen wurden möglichst großzügig angelegt.

Der meistbenutzte Anatomie-Atlas der Welt. In der 19. Auflage von 1988 bietet er jetzt noch mehr: auf 50 Seiten mehr insgesamt fast 1.300 Abbildungen mit 328 Neuzeichnungen und 173 Darstellungen aller bildgebender Verfahren, komplett neu reproduziert, texterweitert, angeglichen an die neue Nomina Anatomica und und und ...

Urban & Schwarzenberg

Verlag für Medizin – München · Wien · Baltimore